Nervenärztliche Erfahrungen und Eindrücke

Von

Professor Dr. Karl Bonhoeffer
Geheimer Medizinalrat

Springer-Verlag · Berlin · 1941

ISBN-13: 978-3-642-98787-8 e-ISBN-13: 978-3-642-99602-3

DOI: 10.1007/978-3-642-99602-3

Vorwort.

Die folgenden kleinen Aufsätze bringen keine neuen wissenschaftlichen Untersuchungen. Sie sind gewissermaßen Nebenprodukte einer langjährigen nervenärztlich klinischen Tätigkeit und als solche ohne unmittelbare Beziehung untereinander. Das Bedürfnis nach einem Rückblick auf erlebte wissenschaftliche und therapeutische Entwicklungen und der Gedanke, das Gebiet des Nervenarztes auch weiteren Ärztekreisen näherzubringen, gab die Anregung zu ihrer Mitteilung.

Berlin, im Oktober 1941.

K. Bonhoeffer.

Inhaltsverzeichnis.

Nervenheilkunde als Berufswahl.

Die Gründe, die den jungen Arzt zu diesem oder jenem Sonderfach führen, sind vielfacher Natur. Häufig scheinen sie rein äußerlich durch die Zufälligkeit, eine Stellung in einem bestimmten Institut zu bekommen, bedingt. Doch zeigt sich, wenn man eine größere Anzahl von Repräsentanten der einzelnen Fächer sich vergegenwärtigt, daß die Vertreter des Einzelfachs unter sich eine gewisse Übereinstimmung in der Haltung zeigen, durch die sie sich von den anderen unterscheiden. Man kann von einem Typus des Chirurgen, des Gynäkologen, des inneren Mediziners und auch des Psychiaters sprechen, und es wäre eine nicht uninteressante Aufgabe, eine solche Charakterisierung durch Persönlichkeitsanalysen ins einzelne durchzuführen und zu sehen, inwieweit bei der Ausbildung solcher Unterschiede Anlagefaktoren oder berufliche Betätigung maßgebend sind.

Schon die Gründe, die den einzelnen zum medizinischen Studium veranlassen, sind ja verschieden. Auch dort, wo ein wirkliches Interesse zur Medizin geführt hat, sind es vielfach — ich möchte sogar glauben, in der Mehrzahl — gar nicht unmittelbar mit der Idee der Krankenheilung zusammenhängende Bestrebungen, sondern der Wunsch nach naturwissenschaftlicher Erkenntnis, der sich in der Medizin verhältnismäßig leicht mit der Möglichkeit eines relativ sicheren späteren Broterwerbs verbinden läßt. Tatsächlich gibt ja auch der Gang der medizinischen Ausbildung, der die ersten Semester fast ganz mit naturwissenschaftlichen Fächern ausfüllt, dieser Einstellung eine ausgesprochene Förderung. Daß das kein Schaden zu sein braucht, ergibt sich daraus, daß sich unter den so zur Medizin Gelangten nicht nur ausgezeichnete wissenschaftliche Fachvertreter, sondern auch wirklich gute Ärzte finden. Es ist auch kein Zufall, daß unter den hervorragenden naturwissenschaftlichen Forschern die Zahl der aus dem Medizinstudium hervorgegangenen nicht gering ist.

Innerhalb der praktisch-ärztlichen Berufe kann man wohl sagen, daß die aktivistischen Temperamente nach den chirurgischen Disziplinen hinneigen, und daß bei diesen noch am häufigsten von vornherein ein eigentlich ärztlich therapeutischer Impuls bei der Berufswahl maßgebend war. Ob der einzelne sich der großen Chirurgie oder den chirurgischen Spezialfächern zuwendet, ist vielfach eine sekundäre Sache der äußeren Verhältnisse. Aber auch hier spielen Anlagemomente, Spezialbegabungen sicher oft eine Rolle. Bei dem inneren Mediziner steht, wie mir scheint, häufig ein analytisches Bedürfnis, ein Hang zur Meditation, der Trieb nach physiologischer Erkenntnis der körperlichen Vorgänge vor dem unmittelbar therapeutischen Drang. Das galt besonders für die Kliniker der letztvergangenen Generation.

Noch mehr gilt das für den Psychiater. Soweit nicht überhaupt die rein praktische Erwägung, in der Anstaltslaufbahn verhältnismäßig leicht eine sichere Beamtenstellung zu bekommen, leitend ist, sondern ein wirkliches Fachinteresse vorliegt, ist es auch hier wohl selten der unmittelbar ärztlich therapeutische Gedanke, der die Psychiatrie wählen läßt, sondern die Hoffnung, Einsicht in die Mechanik des Hirngeschehens, Einblick in das Wesen der psychischen Vorgänge zu bekommen. Hirnphysiologische und vor allem psychologische Interessen sind, wie mir scheint, zumeist das Motiv der Berufswahl. Es ist kein Zufall, daß unter den Psychiatern die Zahl der Dr. med. et phil. verhältnismäßig sehr groß ist. Viele Psychiater stehen in ihren Interessen den sogenannten Geisteswissenschaften näher als den praktisch zufassenden klinischen Fächern. Wenn ich an die namhafteren Psychiater meiner Generation denke, so waren diejenigen, die durch ein unmittelbar ärztlich-therapeutisches Interesse an Nerven- und Geisteskranken zum Fach kamen, zu zählen. Zur Therapie gelangte man eigentlich erst durch die praktische Nötigung in dem klinischen Betrieb und in der nervenärztlichen Sprechstunde, wo die Konfrontation mit dem Patienten therapeutische Fragestellungen kennenlehrte und Heilmaßnahmen forderte. Man stand diesen Heilmaßnahmen, soweit es sich nicht um greifbar organische Dinge handelte, skeptisch gegenüber, machte sich gern über die galvanisierenden und faradisierenden Sprechstundenneurologen ebenso lustig, wie man die systematisch hypnotisierenden Ärzte als mit einem leichten Geruch der Scharlatanerie behaftet nicht recht ernst nahm. Die Psychiater verblieben noch länger und radikaler als die inneren Mediziner inmitten des therapeutischen Nihilismus. Es ist ein Verdienst der im Beginn des Jahrhunderts aufkommenden FREUDschen Psychoanalyse gewesen, daß auch außerhalb der orthodoxen Psychoanalyse in der Psychiatrie therapeutische Ansätze sich zu zeigen begannen. Von heute retrospektiv gesehen hatte diese Abkehr von der Therapie wohl auch ihren Vorteil, weil sie zunächst einmal die ganze Arbeitskraft der klinischen Analyse der weitgehend ungeklärten neurologisch-psychiatrischen Krankheitsbilder zuwandte und damit für eine spätere differenzierte Therapie immerhin vorarbeitete.

Jedenfalls war das therapeutische Ansehen der Neurologen, vor allem des Psychiaters, innerhalb der anderen medizinischen Disziplinen für den jungen Arzt nicht gerade ermunternd. Die Hilflosigkeit gegenüber so augenfälligen Krankheiten wie der Tabes, der progressiven Paralyse, multiplen Sklerose und der Mehrzahl der Psychosen schien dazu ein

Recht zu geben. Man ließ ihn als Kenner des Fachs, das interessant sein mochte, von dem man selbst zugestandenermaßen nicht viel verstand, gelten, man schätzte ihn gegebenenfalls als diagnostische Hilfe, vor allem für operative neuro-chirurgische Eingriffe, benutzte ihn im übrigen aber auch gern als Abladestätte für unbequeme Fälle, mit denen man nicht weiter kam. Wenn sich hierin auch manches gewandelt hat, seit einigen Jahren sogar eine sehr starke Therapiefreudigkeit in der Psychiatrie Platz gegriffen und sich auch der früher als unbeeinflußbar geltenden Erkrankungen bemächtigt hat, so gilt im ganzen in ärztlichen Kreisen insbesondere die Psychiatrie nach wie vor für therapeutisch unfruchtbar und wenig befriedigend.

Es lohnt sich vielleicht, die Berechtigung dieser Auffassung zu prüfen. Nimmt man andere Fächer zum Vergleich, so steht gewiß außer Zweifel, daß die Erfolge des Chirurgen augenfällig, rasch und vielfach unmittelbar lebensentscheidend und lebensrettend sind. Das sichert der Chirurgie mit Recht eine besondere Stellung. Sie ist nicht mehr wie früher die zweitrangige Gehilfin der wissenschaftlichen Medizin, sondern die „ars regia" innerhalb der Medizin, wie mir einst PAUL BRUNS in Tübingen mit Stolz versicherte.

Der dramatische Einschlag, der dem Vorgang jeder einigermaßen größeren Operation innewohnt, mit seiner beunruhigenden Spannung vor der Operation und ihrer befreienden Lösung nach dem Eingriff, ist von besonderer psychologischer Wirkung auf die Betroffenen. Die Tatsache der „gelungenen Operation" bleibt in der Erinnerung als Erfolg gebucht, auch wenn es sich auf längere Sicht nur um einen vorübergehenden Erfolg gehandelt haben sollte. Es bedeutet keine Verkleinerung der tatsächlichen Leistung des Chirurgen, wenn man sagt, daß ihm die Genugtuung therapeutischer Erfolge leichter zufällt als den nicht operativen medizinischen Disziplinen.

Der Chirurg ist meist nicht, wie der Neuro-Pathologe und vor allem der Psychiater, durch die Natur der Erkrankungen genötigt, weite Zeiträume, ja sogar die ganze Lebensgeschichte seines Patienten ins Auge zu fassen. Die Nötigung und die Gewohnheit, rasch zu handeln, läßt ihn auch operative Erfolge rascher sehen, als es der Neurologe tut. Eine anschauliche Illustration dazu hat die vor einigen Jahrzehnten geübte sogenannte druckentlastende Behandlung der genuinen Epilepsie gegeben, die von KOCHER in der Annahme inauguriert wurde, daß bei der Epilepsie ein Überdruck im Schädelinnern bestehe, den er durch eine Trepanation mit Ventilbildung zu beseitigen hoffte. Es gab damals eine Reihe von Chirurgen, die sehr bald von Heilerfolgen berichteten, da sie bei schweren Epileptikern, die bis zur Operation vielleicht täglich oder alle paar Tage einen Anfall hatten, nach der Operation Anfallsfreiheit von Wochen und länger sahen. Die Freude dauerte nicht lange. Die Anfälle kamen wieder, und die Operation ist heute bei der genuinen Epilepsie wohl allgemein verlassen. Der optimistischen Operationsbeurteilung seitens der Chirurgen lag offenbar ein Mangel an der dem Neurologen gewohnten Geduld in der therapeutischen Erfolgsbeurteilung zugrunde. Mit größerer Epilepsieerfahrung konnte man sich sagen, daß eine vorübergehende Abnahme der Anfallshäufigkeit bei der Epilepsie sehr häufig zu beobachten ist, daß beliebige, die Lebensweise der Epileptiker irgendwie ändernde Eingriffe, oft schon das einfache Zubettlegen nach der Krankenhausverbringung genügen, um die Anfälle für einige und oft für längere Zeit zum Aufhören zu bringen. Daher die vielen therapeutischen Erfolgsberichte bei beliebigen Epilepsiebehandlungsarten. Jeder Epilepsiekenner weiß, daß auch spontan Anfälle, ohne daß man die Gründe feststellen kann, für Monate, ja selbst für Jahre sistieren können. Für den Psychiater ergibt sich daraus, daß man von einer Heilung bei genuiner Epilepsie nur mit größter Vorsicht und oft erst nach jahrelangem Sistieren der epileptischen Symptome mit einigem Recht sprechen kann, und daß auch ein Rückgang in der Anfallshäufigkeit erst bei längerer Dauer mit einem gewissen Recht auf die Anwendung einer bestimmten Medikation bezogen werden darf. So begleitet den Psychiater, auch bei einem günstigen Erfolg, den er bei der Durchführung einer bestimmten Kur bei der Epilepsie hat, stets ein Unterton der Unsicherheit und des Zweifels an der Dauer seines Erfolgs. Ähnlich liegt es leider auch mit der Heilung der endogenen Psychosen. Bei Manisch-Depressiven trübt der Gedanke an die Möglichkeit der Periodizität, bei der Schizophrenie die Gefahr des Rezidivs und des möglichen Defektes die reine Freude am Erfolg.

Es scheint mir, daß man in der Psychiatrie mehr als in der übrigen Medizin sich durch die Möglichkeit eines späteren Rezidivs durch das Fortbestehen einer Krankheitsanlage nach Abheilung eines Krankheitsschubs beunruhigen läßt. Das liegt zum Teil daran, daß in der Psychiatrie mit dem Begriff der Heilung mit besonderer Peinlichkeit umgegangen werden muß. Es genügt für die Feststellung einer Heilung im psychiatrischen Sinne nicht, daß die äußere Ordnung und der normale Ablauf der die Orientierung im Leben bedingenden Vorgänge wiederhergestellt ist. Zur Feststellung der Genesung wird eine ins einzelne gehende Krankheitseinsicht gefordert. Es dürfen keine Wahnreste vorhanden sein. Daß das keine schulmeisterliche Pedanterie ist, sondern praktisches Erfordernis, ist jedem Psychiater bekannt. Die Schwierigkeiten, die sich infolge einer unzulänglichen Krankheitseinsichtprüfung und dadurch hervorgerufenen fälschlichen Gesundheitserklärung ergeben können, sind sehr erheblich. Manche Beleidigungsprozesse, Ehescheidungs- und Anfechtungsklagen, Schadenersatzansprüche usw. wären vermieden worden, wenn von vornherein klargelegt worden wäre, daß z. B. eine in einer manischen Erregung konzipierte und nach dem Abklingen der Erregung nicht korrigierte Beeinträchtigungsidee gegen die Ehefrau oder gegen den Vorgesetzten im Amt, gegen die Anstaltsleitung oder sonstwen die Ursache für die Prozeßsucht des vermeintlich Genesenen war. Es ist die besondere soziale Tragweite der psychischen Erkrankungen und psychopathischen Zustände, die bei dem Begriff der Heilung zu besonderer Vorsicht nötigt.

Zur Vermehrung des düsteren Aspektes, den die therapeutische Tätigkeit des Psychiaters zu bieten scheint, trägt auch noch das psychologische Moment der Ansammlung von großen Massen von Kranken in Anstalten bei, die nicht in der Familie verpflegt werden können. Wenn man sich vorstellt, daß man alle Phthisiker, inoperablen Carcinomatösen und an anderen konsumierenden Erkrankungen Leidenden zusammen in Anstalten kasernierte, so würde das ohne Zweifel auch im Publikum einen unberechtigt ungünstigen Eindruck von den Leistungen der inneren Medizin machen. Es kommt noch hinzu, daß man immer wieder einer an mittelalterliche Gedankengänge erinnernden Gleichstellung von Geisteskranken und Kriminellen begegnet, daß man den Nervenkranken, den psychisch labilen und stark sensitiven Menschen in einer unzutreffenden Verallgemeinerung generell als minderwertig darstellt und damit in gewissem Sinne auch die Beschäftigung mit dem Fach diskreditiert. So entsteht die Gefahr, daß die Psychiatrie und Neurologie als zweitrangig und wenig begehrenswertes Fach erscheint und den erforderlichen Nachwuchs verliert. Das wäre bedauerlich, denn die Neuro-Psychiatrie mag zwar gewiß wissenschaftlich und therapeutisch nicht jedermanns Sache sein, aber sie ist nicht nur ein Fach für den Spezialisten, sondern dadurch, daß die Berücksichtigung der psychischen Momente und der

Gesamtpersönlichkeit bei allem ärztlichen Handeln unerläßlich ist, ein außerordentlich wichtiges Fach für die allgemein ärztliche Ausbildung.

Der Blick für diese allerorts hereinspielenden psychischen Faktoren macht gerade auch die therapeutische Seite des Faches reizvoll. Die therapeutische Befriedigung des Psychiaters ist in mancher Hinsicht anders geartet als die der anderen Fächer. Die schnellen lebensrettenden und radikalen Erfolge, wie sie der Chirurg etwa durch die Operation einer Incarceration, einer akuten Blinddarmentzündung, der Laryngologe durch Entfernung eines Fremdkörpers haben kann, fehlen dem Neurologen in dieser Augenfälligkeit. Vorkommnisse, wie die Beseitigung einer akuten Erblindung durch Entlastung eines Hydrocephalus oder Punktion einer Hirncyste sind Raritäten und bedeuten auch meist keine radikale Heilung. Immerhin wird man auch die lebensrettenden Erfolge, die der Neurologe durch seine Fähigkeit einer Frühdiagnose der progressiven Paralyse, eines Hirntumor, einer akuten Meningitis oder Poliomyelitis erzielt, hier registrieren dürfen. Auch an die nicht ganz seltene Möglichkeit, die der erfahrene Neurologe hat, daß er durch eine auf seine Sachkenntnis gegründete autoritative Versicherung, daß nichts vorliegt, schlagartig einen Arbeitsfreudigkeit und Lebenslust behindernden depressiv-hypochondrischen Komplex beseitigen kann, mag erinnert werden. Im ganzen ist seine Therapie aber auf längere Sicht eingestellt. Da es sich aber seltener um Bagatellsachen — wenigstens vom Patienten aus gesehen — handelt, ist der therapeutische Erfolg, wo er vorhanden ist, für den Arzt und für den Patienten häufig eindrucksvoller als bei der Beseitigung einer banalen, alltäglichen körperlichen Störung. Auf das Ganze gesehen ist die praktische Tätigkeit des „Neuropsychiaters", der nicht nur auf das Sondergebiet der Anstaltspsychiatrie angewiesen ist, sondern auch die Neuro- und

Psychopathologie des Alltags in der Sprechstunde sieht, vielleicht sogar von einer besonderen Mannigfaltigkeit. Auf der einen Seite wird ihm durch die Ausrichtung auf die mechanisch-somatisch-ärztliche Hilfeleistung in der organischen Neurologie und neuerdings auch weitgehend in der Therapie der Psychosen die Möglichkeit zu einer unmittelbar greifbaren Betätigung gegeben, die ihm eine gewisse Entspannung gewährt gegenüber der auf der anderen Seite bestehenden mühsameren Arbeit, sich mit den psychischen Problemen zu befassen, die ihm die Lebensschwierigkeiten der ärztliche Hilfe suchenden psychisch Anfälligen aufgeben. Die Notwendigkeit, sich mit so vielen charakterologisch eigenartigen Individualitäten zu befassen und in die internsten Lebensgebiete zu vertiefen, wie es kaum eine andere Disziplin mit sich bringt, führt nicht dazu, wie gern spottend gesagt wird, daß der Psychiater geneigt ist, in jedem einen Verrückten oder wenigstens etwas Verrücktes zu sehen, sondern gibt ihm die Möglichkeit, ein weitergehendes und eindringlicheres Verständnis für die Mannigfaltigkeiten der Triebfedern menschlichen Handelns zu bekommen. Die in den Zuständen der Nervösen und Psychotischen sich kundgebende Übertreibung normal psychologischer Vorgänge lehrt ihn auch kleine Nuancen von Abweichungen verstehen und zeigt ihm, wie außerordentlich viel Psychisches auch in die Reaktion auf somatische Erkrankungen eingeht. Ich habe immer wieder gesehen, daß Ärzte, die neben einer guten medizinischen Allgemeinbildung eine gründliche psychiatrische Schulung erfahren haben, wenn sie später in die allgemeine Praxis gehen, auffallend geschätzt und erfolgreich waren. Daß das mit an dem Verständnis für das, was in dem Kranken an psychischen Komponenten wirksam ist, gelegen hat, ist mir nicht zweifelhaft. — Man darf wohl sagen, daß die konsultative Sprechstunde des Neurologen wohl vielfach mühsam, aber kaum je langweilig ist. Daß sie in den einer kausalen Somatotherapie nicht unmittelbar zugänglichen neurotischen und psychopathischen Zuständen erfolglos ist, wie vielfach gesagt wird, ist keineswegs richtig. Auf die Schnellheilungen hypochondrisch Verängstigter, die unter Umständen in einer einzigen Konsultation lediglich durch die autoritative Versicherung, daß nichts vorliegt, herbeigeführt werden, habe ich hingewiesen. Die vage Symptomatologie mancher beginnenden neurologischen und psychischen Erkrankungen gibt vielleicht mehr als in anderen Disziplinen Anlaß zu hypochondrischen Befürchtungen. Angst, paralytisch, rückenmarksschwindsüchtig, geisteskrank zu werden, den Verstand zu verlieren, gelähmt zu werden, stellt ein verhältnismäßig häufiges Kontingent in der Sprechstunde des Nervenarztes. Bei manchen dieser reaktiven, aus der Angst erwachsenen Zuständen genügt tatsächlich oft eine einmalige, sorgfältig und mit psychologischem Verständnis durchgeführte Untersuchung, Schlaf, Appetit, Arbeitslust und Lebensfreudigkeit wiederherzustellen.

Auf einem etwas anderen Gebiete liegen die Heilungen hysterischer Lähmungszustände, die plötzlich oder allmählich erzielt werden können. Hier erlebt man in besonderer Häufigkeit und Eindringlichkeit, daß es eigentlicher ärztlicher Sachkenntnis und sachverständiger Untersuchung oft gar nicht bedarf, daß allein durch die Autorität der Persönlichkeit „Heilungen" solcher Kranker erzielt werden. All die Heilkünstler wie ZEILEIS, der LEHMPASTOR und viele andere gehören in diese Gruppe der von Fachkenntnissen unbeschwerten Psychotherapeuten, die mit einem gewissen Blick für die psychologische Verfassung ihrer Patienten und mit einer in den Mitteln unbedenklichen Ausnutzung der Wunderbereitschaft des Menschen, dem es um die Erhaltung seines Lebens geht, Erfolge und Scheinerfolge je nach der Natur des zugrunde liegenden Zustandes erzielen. Aus all den vielen im Laufe der vergangenen Jahrzehnte und noch heute geübten Methoden zur Behandlung der sogenannten Neurosen, mag es Kopfgalvanisation, Arsonvalisation, Magnetismus, Handauflegen, Gesundbeten, Hypnose, Psychoanalyse oder rationale Psychagogik sein und mögen sie in der Ernsthaftigkeit der gegebenen Begründung noch so verschieden sein, ergibt sich die Lehre, daß für den Erfolg weniger die Methode als die Persönlichkeit dessen, der sie handhabt, ausschlaggebend ist. Die Methode stellt nur den Weg dar, auf dem der Therapeut sich am sichersten der Glaubensbereitschaft des Patienten bemächtigt. In der Wahl der Mittel, diesen Glauben zu erwecken, liegt die Gefahrenzone, in der Arzt und Kurpfuscher sich berühren können. Hier auf dem Boden ernsthaften ärztlichen Denkens und der ärztlichen Ethik zu bleiben, ist eine der wesentlichen Aufgaben des therapeutischen Vorgehens des Nervenarztes. Nicht ein Schema des psychotherapeutischen Handelns, nicht der Nimbus des Besitzes eines besonderen mystischen Heilfluidums, sondern wirkliche Beherrschung des Faches, klare Diagnosenstellung, Verständnis und differenziertes Eingehen auf die in dem Patienten steckenden Ängste und störenden Disharmonien, die Einsicht in die Grenzen der psychischen Einflußmöglichkeiten und das Bewußtsein, daß die ärztliche Aufgabe nicht darin besteht, den Nervösen dauernd mit ärztlichen Schutzmaßnahmen zu umgeben, sondern ihn zu einer selbständigen und arztfreien Lebensführung zu bringen, sollte die Richtlinie des ärztlichen Handelns bleiben. Dabei werden Wunderkuren seltener, und es kann sich ergeben, daß die Patienten, die bei dem Arzt Sensationen erwarten, abfallen. Aber die ärztliche Tätigkeit behält ihre Sauberkeit und gewährt wirkliche Befriedigung, weil die so erzielten Erfolge echter und dauerhafterer Natur sind.

Bei der anderen Gruppe, bei der es sich gar nicht um Kranke im eigentlichen Sinne handelt, sondern um Individuen, die lediglich in charakterlicher, Temperaments- oder Triebanlage von der Norm abweichen, gehen die Aufgaben des Nervenarztes häufig über das unmittelbar Ärztliche hinaus, wenn es gilt, für die Anpassungsschwierigkeiten im Leben, die diesen Individuen sich entgegenstellen, die richtigen Wege zu einer sachgemäßen Lebensgestaltung zu suchen. Soweit es sich um verspätet entwickelte, gewissermaßen noch in ungleichmäßigem psychischem Wachstum begriffene Persönlichkeiten handelt, mögen hormonale therapeutische Maßnahmen diskutabel sein. Vorläufig sind die Erfolge freilich dürftig. Die wesentliche Aufgabe ist auf psycho-pädagogischem Gebiet im weitesten Sinne gelegen. Die für den Arzt vorliegende Notwendigkeit, die tatsächliche Leistungsfähigkeit und Entwicklungsfähigkeit solcher disharmonischen Existenzen in ein richtiges Verhältnis zu ihren subjektiven Erwartungen und Ansprüchen zu bringen und im Leben verwertbar zu machen, bringt für den Arzt bei der Verschiedenartigkeit der psychopathischen Menschentypen die Gelegenheit, sich mit den mannigfaltigen Zweigen des sozialen und Erwerbslebens in Fühlung zu setzen, um bei der Berufswahl, bei Unzulänglichkeiten in der beruflichen Betätigung und überhaupt bei Schwierigkeiten im Familien- und sozialen Zusammenleben die dem einzelnen adäquate Anpassungsmöglichkeit zu finden. Diese nervenärztliche Aufgabe der Eingliederung der psychopathischen Existenzen in die Gemeinschaft ist mühsam und gewiß nicht in allen Fällen erfolgreich, aber auch keineswegs aussichtslos. Sie bereichert in lehrreicher Weise die Kenntnis des Arztes von der Wechselwirkung zwischen Umwelt und Anlage gerade durch die Konflikte, die sich bei dem seelisch nicht durchschnittlich Veranlagten bei der Auseinandersetzung mit den Lebensnotwendigkeiten ergeben. Besonders die erfolgreich und glücklich Eingegliederten zeigen, daß die Psychopathie vielfach etwas Relatives und die abnorme Reaktion etwas durch die Enge der Umwelt Bedingtes ist, insofern sich zeigt, daß bei einer Änderung der Umweltverhältnisse mancher Psychopathentyp konfliktlos und bei entsprechender Anlage sogar fruchtbar sich betätigen kann. Man denke an die Erfahrungen mit Psychopathen, die in der Heimat und in Friedenszeiten nicht Fuß fassen konnten, sich aber in den weiteren kolonialen Verhältnissen oder im Krieg brauchbar erwiesen haben.

Dieser kurze Ausschnitt aus der praktischen Tätigkeit des Nervenarztes ist natürlich nichts weniger als erschöpfend. Was gezeigt werden sollte, ist, daß die Neuropathologie vielleicht manches Reizvolle vor den anderen Disziplinen voraus hat und daß man einem jungen, neurologisch interessierten Arzt nicht wegen der Unzulänglichkeit der therapeutischen Möglichkeiten vom Fache abzuraten braucht. Die Eigenschaften, die das Fach erfordert, sind im wesentlichen dieselben, die für jeden Arzt wünschenswert sind: ein unbefangenes, der Beobachtung offenes Auge, ein warmherziges Interesse und vorurteilsloses Verständnis für das, was in dem Kranken psychisch vorgeht, und als Besonderheit vielleicht ein größeres Maß von geduldiger Ausdauer, als die anderen Disziplinen benötigen, weil die Untersuchungsbedingungen durch die Haltung der Kranken oft schwierig und zeitraubend sind und auch die therapeutischen Erfolge im ganzen mühsamer erzielt werden.

Wandlungen in der Auffassung von den anatomischen Grundlagen der Psychosen.

In einem Aufatz über das Bewußtsein sagt WERNICKE 1879, es sei eine allgemein geläufige und kaum mehr diskutierte Ansicht, daß der Sitz des Bewußtseins in die Großhirnrinde zu verlegen sei, es sei aber kaum irgendwo eine eingehende Begründung dieses Satzes zu finden. Er selbst stellt dann die Punkte, auf die sich der Satz stützt, zusammen. Als Wesentlichstes bringt er zunächst die entwicklungsgeschichtliche Tatsache, daß in der Tierreihe wachsende Intelligenz mit der Entwicklung der Großhirnlappen parallel geht, dann die Operationserfolge an Tieren, die zeigten, daß bei Exstirpationen von Großhirnlappen keine assoziierten, sondern lediglich Reflexhandlungen aus unmittelbarer Sinneserregung heraus möglich sind, weiterhin die Beobachtung des Großhirnmantelschwunds bei paralytischer Verblödung, die lokalisierten Herderscheinungen der Wort- und Seelentaubheit usw. bei Zerstörung bestimmter Rindenstellen, die den Ausfall bestimmter erlernter optischer, akustischer, taktiler und motorischer Erinnerungsbilder zeigen. Intelligenz und Wille sind für seine damalige Auffassung Assoziationsleistungen des Großhirnmantels kompliziertester Art, die Gemütserregung ist der unumgängliche Begleiter der Assoziationsleistung, der einfachsten wie der kompliziertesten. Auf die Psychopathologie übertragen lautet das späterhin „Geisteskrankheiten sind Krankheiten des Assoziationsorgans". Wie „beim Abklingen der gleichen Kombination von assoziativen Elementen immer der gleiche psychische Vorgang erfolgt", so beruht jede krankhafte Veränderung des Vorstellungsinhalts auf der

Läsion ganz bestimmter assoziativer Elemente. WERNICKE denkt im Hinblick auf seine Einteilung des Vorstellungsinhalts nach den drei Bewußtseinsgebieten der Körperlichkeit, Außenwelt und Persönlichkeit an die Möglichkeit einer schichtweisen Überlagerung der Gebiete innerhalb der Rindenschichten, wobei das Bewußtsein der Körperlichkeit als das frühest entwickelte wahrscheinlich zutiefst gelagert wäre.

Diese WERNICKEschen Vorstellungen von der Lokalisation der seelischen Vorgänge im einzelnen können zwar nicht als der Ausdruck der allgemeinen Meinung der Fachgenossen der damaligen Zeit angesehen werden, aber die Vorstellung von der Suprematie der Großhirnrinde für die psychischen Vorgänge — verständlich bei dem großen Zuwachs an Erkenntnis über die Großhirnfunktionen in jener Zeit — hat sich in dieser oder verwandter Form durch Jahrzehnte gehalten und ist im einzelnen mannigfach erweitert und vertieft worden. EDINGER wies, abgesehen von der mächtigen Entwicklung des Hirnmantels bei den Säugern, auf die besondere gewaltige Masse des Stirnhirns beim Menschen hin, und MONAKOW glaubte als Ort der „höchstwertigen Funktionsfaktoren“ die dorsalen Hirnrindenschichten — hierin ähnlich wie WERNICKE und auch NISSL — ansprechen zu sollen.

Den subcorticalen Ganglien wurde, wenn man vom Sehhügel, dessen Sonderstellung durch seine Verbindung mit den corticalen Sinnesterritorien besonders von MONAKOW herausgestellt worden ist, eine wesentliche Bedeutung für die psychischen Vorgänge nicht beigelegt. Die Tatsache, daß man von den Funktionen und Ausfallserscheinungen so großer Ganglien, wie dem Striatum, und auch der vielen kleinen so gut wie nichts wußte, gab dem Gedanken Raum, daß es sich um funktionell rudimentär gewordene Organe handelte (EDINGER). Auch MONAKOW sprach von „rudimentär gewordenen Verbänden, denen unter normalen Verhältnissen keine wesentliche Bedeutung zukomme". Eine Ausnahme machte MEYNERT, dem der Hirnstamm als Organ des primären, dem Sättigungs- und Bewegungstrieb dienenden Ichs galt. Er nahm bekanntlich für die Eingeweidegefühle das Striatum und für die manisch-melancholischen Zustände gefäßneurotische Erscheinungen in der Medulla oblongata in Anspruch. Das blieben aber hypothetische Erwägungen, die durch keine Befunde gestützt werden konnten. Was in tatsächlicher Beziehung an neuen Befunden gefördert wurde, bestätigte die Auffassung von der Abhängigkeit der psychischen Leistungsfähigkeit von dem Zustand der Hirnrinde. Die Befunde der Rindenatrophie, der Ausfall von Ganglienzellen und der Markscheidenschwund in der Rinde bei der progressiven Paralyse durch TUCZEK u. a. ließ an der Gebundenheit des Gedächtnisses und der intellektuellen Leistung an die Rinde nicht zweifeln. Als dann Methoden bekannt wurden, mit denen es möglich war, das feinere Zellbild, frischen Markscheidenzerfall und die Glia selektiv darzustellen, wuchs die Hoffnung, auch bei anderen Psychosen in der Rindenlokalisation weiterzukommen. Als NISSL mit seinem äußerst empfindlichen Zelläquivalentbild bei Nervendurchschneidung und späterhin bei bestimmten Vergiftungen spezifische Ganglienzellbildveränderungen feststellte, schien es berechtigt, in der Nervenzelle den Träger der spezifischen Nervenfunktion zu sehen, und bei der Empfindlichkeit der Methode glaubte man, über den Weg dieser spezifischen Veränderungen die pathologische Anatomie der funktionellen Psychosen und damit den Einblick in die Funktionen der Großhirnrinde zu bekommen. Mit einem Enthusiasmus, der an die Zeit der Tuberkulinbegeisterung in der Tuberkulosebehandlung erinnerte — wenn auch auf einen engeren Interessentenkreis beschränkt — stürzte sich die Psychiatrie mit mehr oder weniger Kritik auf die Methode. HEILBRONNER berichtet in einem im Jahr 1901 erstatteten

Referat über eine Bibliographie von 523 einschlägigen Arbeiten in einem Zeitraum von 5 Jahren. Es kann nicht im einzelnen darauf eingegangen werden, wie sich der Traum, an der Hand einer spezifischen Ganglienzellenpathologie psychiatrische Krankheitseinheiten festzustellen, verflüchtigte. NISSL selbst war es, der zeigte, daß dieser Weg der isolierten Betrachtung seines Äquivalentbildes nicht weiterführte. Aber an der Überzeugung, daß in der Hirnrinde die histopathologische Grundlage der verschiedenen Irrsinnsformen zu suchen sei, hielt er fest, nur daß er dazu überging, neben den Ganglienzellen die Glia, Nervenfasern und Gefäße, die Gesamtheit der Rindenbestandteile zum Gegenstand der Untersuchung zu machen. Die Formulierung, die er im Jahre 1898 und in ähnlicher Weise auch ALZHEIMER gab, daß, nach Erfüllung der ersten und nächsten Forderung, bestimmte klinische Krankheitsbilder nach Symptomatologie und Verlauf herauszustellen, die Zurückführung der Irrsinnsformen auf bestimmte Erkrankungsarten der Hirnrinde durchführbar sein werde, entsprach der Hoffnung der Mehrzahl der Kliniker. Auch WERNICKE setzte in seinem einleitenden Aufsatz im ersten Heft der Monatsschrift 1897 seine Hoffnung auf die NISSLsche Zell- und die WEIGERTsche Gliafärbung für eine anatomische Begründung seiner Auffassung der Geisteskrankheiten als Krankheiten des Assoziationsorgans.

Wenn ich an eigene pathologisch-anatomische Untersuchungen aus jenen Jahren 1897/99 in derselben Monatsschrift erinnern darf, die den Zweck hatten, die pathologische Anatomie des Delirium tremens — einer der wenigen klinisch klar umschriebenen, damals sehr häufigen und deshalb einer anatomischen Bearbeitung mit Aussicht auf Erfolg zugänglichen Erkrankungen — aufzuklären, so sind sie von heute aus gesehen insofern vielleicht bemerkenswert, als in ihnen zwar auf das Höhlengrau als einer Prädilektionsstelle für Hämorrhagien bei schweren Alkoholdelirien, auf MARCHI-Degenerationen im Wurm des Kleinhirns, in einem Fall auch auf Blutungen in den Corpora mamillaria hingewiesen wurde, als Wesentliches aber der verbreitete, das Großhirn, besonders die Zentralwindungsgegend diffus betreffende Prozeß hervorgehoben wurde. Dem Befund im Höhlengrau wurde nur — ganz hypothetisch — eine Bedeutung insofern beigelegt, als von dort mutmaßlich auf dem Wege centripetaler, nach der Konvexität des Hinterhauptlappens gehender Bahnen Erregungen, die mit der Bildung der Raumvorstellung zu tun hätten, verliefen, deren Störung vielleicht die eigenartigen bewegten und plastischen Illusionen der Deliranten zur Folge hätten. Das Erscheinungsbild des Delir selbst mit subcorticalen Veränderungen in Beziehung zu bringen, lag der damaligen Betrachtungsweise durchaus fern. Die Hirnrinde galt fast selbstverständlich als das einzige Substrat, das für die Lokalisation psychischer Vorgänge in Betracht kam.

Die Hoffnungen, mit der Vermehrung der Methoden nun auch in die pathologische Anatomie des großen Gebietes der die Anstalt füllenden sogenannten funktionellen Psychosen einzudringen, sind unerfüllt geblieben, auch nachdem durch eine schärfere klinische Scheidung durch die Heraushebung der Dementia praecox-Gruppe und der manisch-depressiven Erkrankungen eine Übereinstimmung in dem, was man meinte, eingetreten war. Gerade die widersprechenden Befunde bei der Dementia praecox zeigen, wie wenig sicher hier alles ist, im Vergleich zu der pathologischen Anatomie der Rinde bei Lues, Arteriosklerose, progressiver Paralyse und der selteneren zu grob organischem Defekt führenden Cerebralerkrankungen, wie Myoklonusepilepsie, amaurotische Idiotie und andere heredodegenerative Erkrankungen, die scharf charakterisierte anatomische Bilder ergeben, aus denen auch rückwärts aus dem anatomischen Bilde die klinische Erkrankung erschlossen werden kann. Freilich ist auch hier gerade das, was man erhofft hatte, nämlich die Beziehung der psychischen Symptomatologie zum anatomischen Befund im einzelnen feststellen zu können, unerfüllt geblieben. Die Hoffnung, daß die Fortschritte der Cytoarchitektonik, wie sie durch BRODMANN und O. und C. VOGT erzielt worden sind, die Möglichkeit ergeben werden, Verschiedenheiten der anatomischen Lokalisation etwa einer expansiv maniformen Paralyse und einer depressiv hypochondrischen Form aufzudecken und Hinweise auf funktionelle Eigenschaften bestimmter Territorien der Rinde zu bekommen, hat sich bis jetzt in keiner Weise erfüllt.

Diese, man kann wohl sagen, Erfolglosigkeit der Rindenhistopathologie im Bereiche der schizophrenen, zirkulären, endokrinen und symptomatischen Psychosen hat es mit sich gebracht, daß die Forschung sich neben der Rinde auch anderen Hirngebieten zugewandt hat. Der vergessene MEYNERT wurde wieder lebendig gemacht. Wohl angeregt durch die RIEGERschen physikalischen Hirn- und Schädelinnenraummessungen hat REICHARD auf Grund von Untersuchungen über physikalische Zustandsänderungen der Hirnmaterie, durch klinische Stoffwechseluntersuchungen auf dynamische Wechselbeziehungen zwischen den einzelnen Hirnteilen hingewiesen und den Hirnstamm als das eigentliche „Lebenszentrum, den Sitz und die Wurzel der geistigen und speziell der affektiven Tätigkeit" bezeichnet. Der Selbsterhaltungstrieb hat nach ihm seine Wurzeln in der Tätigkeit des Hirnstamms, von ihm gehen die Handlungsimpulse aus, die für die Fortdauer des Lebens zweckmäßig sind. Dem Hirnstamm kommt nach seiner Meinung in der Pathogenese der Psychosen eine viel größere Bedeutung zu, als man bisher glaubte. Die

Triebkraft für die sensorisch-motorischen assoziativen und mnestischen Apparate der Hirnrinde gehe nicht von dieser selbst, sondern von den lebenswichtigen Stellen des Hirnstamms aus. Reichard ist der Meinung, daß der physikalisch-chemische Zustand des Hirnmantels vom Hirnstamm aus beeinflußt werde, daß von hier aus auch die Lebensimpulse für die Hirnrinde ausgehen. Für gewisse Störungen des Bewußtseins, der Emotionalität, der Willenstätigkeit, der geistigen Direktion, ebenso für gewisse Sinnestäuschungen und Wahnbildungen sei die Rinde nur Durchgangsstation, ihr Ursprung liege im Hirnstamm. Reichard denkt bei der Dementia praecox an das Vorliegen eines abnormen Gerinnungszustandes und auch bei anderen Psychosen an pathologische Konsistenzänderungen des Flüssigkeitsgehalts der Hirnmaterie und dadurch bedingte Störungen des dynamischen Gleichgewichts zwischen bestimmten Hirnteilen, vor allem zwischen Hirnstamm und Hirnmantel. Die klinische und pathologisch-anatomische Fundierung seiner Auffassungen konnte man kaum als endgültig beweisend ansehen. Die Beobachtung von Todesfällen durch Hirnschwellung bei akuten katatonen Zuständen, von psychotischen Zuständen bei Tumoren im Gebiete der Rautengrube und des Hirnstamms sind zu ungewöhnliche Vorkommnisse, um generell beweisend zu sein. Reichard war sich auch des hypothetischen Charakters seiner Auffassung bewußt. Wesentlich ist seine grundsätzliche Zuwendung zum Hirnstamm und seinen vegetativen Apparaten und deren Bedeutung nicht nur für die elementaren psychophysischen Vorgänge von Hunger, Durst, Schlaf usw., sondern auch für die daraus ableitbaren psychischen Vorgänge der Affektivität und der Willensantriebe. Daß er mit solchen Vorstellungen sich mit Meynertschen Gedankengängen berührte, wird deutlich, wenn man sich vergegenwärtigt, daß Meynert in den Angstgefühlen, Halluzinationen, hypochondrischen Gefühlen, Reizerscheinungen des Hirnstammes sah und daß er hier die Zentren für die Eingeweidegefühle, den Atmungsvorgang, das Vasomotorium und den sexuellen Trieb sah. Es ist bekannt, daß er als anatomische Bestätigung seiner Auffassung seine vergleichenden Wägungen von Hirnmantel und Hirnstamm betrachtete, die bei der Paranoia (im wesentlichen wohl mit dem Schizophreniebegriff identisch) eine relative Atrophie des Hirnstamms im Vergleich zum Mantel ergaben. Ich weiß nicht, ob diese, wenn sie richtig wäre, sehr wichtige Beobachtung je nachgeprüft worden ist. Entwicklungsgeschichtlich gesehen, hat diese Heranziehung des Stamms für die psychischen Vorgänge unzweifelhaft von vornherei eine große Wahrscheinlichkeit für sich. Es ist doch kaum anders denkbar, als daß dem anatomischen Substrat, das bei den niedereren Organismen die zentrale Zusammenfassung der primitiven, der Selbsterhaltung dienenden Lebensvorgänge enthält, auch bei den höheren Entwicklungsstufen seine ursprüngliche funktionelle Bedeutung den neu hinzugekommenen Hirnteilen gegenüber irgendwie erhalten bleibt. Das anatomische Material, das REICHARD zum Beweise seiner Anschauung beibrachte, hatte zwar einen erheblichen Wahrscheinlichkeitswert für sich, aber doch nicht die anschauliche Überzeugungskraft der NISSL-ALZHEIMERschen Befunde bei der progressiven Paralyse und den anderen hirnatrophischen Erkrankungen. Die REICHARDsche Konzeption war im wesentlichen von heuristischer Bedeutung.

Es ist bemerkenswert, daß ungefähr gleichzeitig mit den REICHARDschen klinischen Studien über das Verhältnis von Hirnstamm und -mantel die experimentellen Untersuchungen von KARPLUS und KREIDL über die Bedeutung des Hypothalamus als vegetatives Zentrum einsetzten, an die sich dann die zahllosen experimentellen Arbeiten anschlossen, die sich mit den Beziehungen dieses Hirnteils zur Regulierung des Kreislaufs, der Körpertemperatur, der Schweißsekretion, des Stoffwechsels, des Schlafs usw. befaßten.

Hier ist auch die experimentelle Untersuchung von Breslauer-Schück aus der Chirurgischen Klinik der Charité zu erwähnen, die zeigte, daß durch Druck oder Erschütterung des Großhirnmantels kein Bewußtseinsverlust hervorgerufen wurde, während schon die Berührung des verlängerten Markes in der Gegend des Atemzentrums zur Bewußtlosigkeit führte. Damit stimmt die im Kriege mehrfach gemachte Beobachtung überein, daß Soldaten mit Stirnhirndurchschüssen keinen Augenblick das Bewußtsein verloren. Es scheint danach, daß das Auftreten von Bewußtlosigkeit bei Hirnerschütterung nicht auf einer Ausschaltung des Großhirns beruht, sondern ein Lokalsymptom des empfindlichen Hirnstammes ist, was natürlich nicht bedeutet, daß die sogenannten Bewußtseinsvorgänge sich etwa nicht im Großhirnmantel und der Hirnrinde abspielen.

Die wichtigste Förderung erfuhr die Auffassung von der Bedeutung des Hirnstamms für die psychischen Vorgänge vor allem durch die große Encephalitisepidemie und ihre Folgeerscheinungen. Der Hinweis, den diese Erkrankung mit ihren Störungen der Augenmuskeln, den choreatischen, athetotischen, myoklonischen, akinetischen und vegetativen Erscheinungen auf die grauen Kerngebiete des Stamms und ihre Verbindungen gab, wurde tatsächlich durch die vorwiegend die Umgebung des 3. Ventrikels, den Hypothalamus und die Hirnschenkelhaube betreffenden entzündlichen Veränderungen bestätigt. Es lag nahe, auch für die den Prozeß begleitenden psychischen Symptome die Lokalisation in dieser Gegend zu vermuten. Die eigenartigen, bei der Erkrankung anzutreffenden Störungen des Schlafs, seiner Tiefe, seines Rhythmus, seiner einzelnen Komponenten in Gestalt von Anfällen von Tonusverlusten der Muskulatur, von isolierten Schlafstellungen der einzelnen Augenmuskeln, gewisser hypnagoger Halbschlafzustände bildeten ein wichtiges Material für die schon früher klinisch wahrscheinlich gemachte Annahme, daß diese Regionen um den 3. Ventrikel herum für die Schlafregulation von wesentlicher Bedeutung seien. Die häufige Verbindung der Schlafstörung mit Delirien, die Trias Delir-Schlaflosigkeit und darauf folgender Tiefschlaf bei Delirium tremens als klinischer Ausdruck der Schädigung des Schlafregulationszentrums gab einen neuen Aspekt gegenüber den früher geläufigen psychologisierenden Vorstellungen, die Schlaflosigkeit als natürliche Folge der durch die halluzinatorischen Erlebnisse bedingten Erregung und den abschließenden Tiefschlaf als Erschöpfungsreaktion zu betrachten.

Eine weitere wichtige Beobachtung konnte bei einigen Postencephalitikern gemacht werden. Man pflegte bei dem Mangel an Aktivität, der viele dieser Kranken kennzeichnete, zunächst an die mechanischen Verhältnisse, an die Behinderung durch die bestehende Muskelsteifigkeit zu denken. Das war auch für viele Fälle zutreffend. Es ergab sich aber aus Beobachtungen ausgesprochenen Aktivitätsverlustes ohne Muskelsteifigkeit bzw. aus dem Mißverhältnis zwischen geringer muskulärer Behinderung und ausgesprochenem Initiativeverlust bei Postencephalitikern wie aus guten Selbstschilderungen dieser Kranken, daß der encephalitische Prozeß auf den Handlungsantrieb und die Affektivität vielfach primär schädigend einwirkte. Daß es sich dabei um eine unmittelbare Auswirkung des Prozesses handelte, dafür konnte auch die klinische Erfahrung bei schweren Choreafällen sprechen, bei denen auch ein eigenartiger Spontaneitätsverlust und eine affektive Indifferenz auffällt, die durch die Bewegungsunruhe nur verdeckt wird. Als eine nicht uninteressante Modifikation dieser Schädigung ergab sich weiterhin, daß der mesencephale Prozeß sich in dem Punkte des Handlungsantriebs und der

Affektivität bei Erwachsenen und Jugendlichen verschieden verhielt. An Stelle der Herabsetzung dieser Qualitäten beim Erwachsenen fand sich bei jugendlichen Encephalitikern eine Steigerung des Handlungsantriebs und eine Änderung der Affektivität in dem Sinne einer auffälligen, kindlich-aufdringlichen, die Umwelt durch allerlei Schabernack belästigenden, kurzschlüssigen Betätigungsunruhe. Die Annahme liegt nahe, daß dieses abweichende Verhalten der jugendlichen Encephalitiker die Krankheitsreaktion eines Gehirns ist, in dem die Konkordanz von Hirnstamm- und Hirnrindenfunktion noch nicht zur Reife gelangt ist. Die Ähnlichkeit dieser postencephalitischen Zustände der Jugendlichen mit dem charakterologischen Dauerverhalten gewisser Psychopathentypen ist augenfällig und gibt der Auffassung von den Entwicklungsdisharmonien bei diesen Psychopathen gewisse anatomische Anhaltspunkte.

Für die spezielle pathologische Anatomie der „funktionellen" Psychosen im engeren Sinne hatte man gehofft, vielleicht in Bestätigung der Berze'schen Schizophrenieauffassung von der Insuffizienz der psychischen Aktivität als Hirnstammsymptom die Elementarstörung der Schizophrenie im Hirnstamm zu finden. Unmittelbar Klärendes hat sich aber nicht ergeben, wenn auch nicht selten die akinetischen Zustände der Encephalitiker zu der Fehldiagnose Katatonie Veranlassung gaben und umgekehrt Katatoniker für Encephalitiker gehalten wurden. Eine grundsätzliche Bedeutung kam dieser Erfahrung nicht zu, da tatsächlich echt schizophrene Bilder als Encephalitisfolge nicht beobachtet wurden, und die Häufigkeit des Zusammenvorkommens beider Erkrankungen nicht über die Zahl hinausging, die bei der großen Verbreitung der Epidemie und der relativen Häufigkeit der Schizophrenie zu erwarten war. Man kann zunächst nicht mehr sagen, als daß das Verhalten mancher Schizophrenen hinsichtlich der Affektivität und der Initiative, wie auch hinsichtlich des motorischen Verhaltens, soweit es sich in Akinesen und Sperrungen, in Haltungsanomalien und iterativen Erscheinungen kundgibt, vielleicht auf dieselben subcorticalen Lokalitäten hinweist, wie wir sie bei der Encephalitis kennen. Es fehlt aber dem Postencephalitiker stets das Charakteristikum der Schizophrenie, das Gefühl der Fremdbeeinflussung, der Verselbständigung der motorischen Erscheinungen, und überhaupt die schizophrene Denkstörung.

Die auf die Encephalitisepidemie folgende Zeit ist voll von Versuchen und Beobachtungen, vor allem das Zwischenhirn lokalisatorisch mit der Symptomatologie der Psychosen in Beziehung zu bringen. STERTZ stellte einer Hirnmanteldemenz, die sich im wesentlichen in intellektueller Reduktion zeigt, eine Hirnstammdemenz gegenüber, die sich durch eine Senkung des allgemein seelischen Energieniveaus, eine Antriebsschwäche, ein apathisches Verhalten, eine flache Euphorie und korsakowartigen Zustand kennzeichne. Er findet diese Stammschädigung verbreitet bei den verschiedensten organischen Prozessen und konstitutionell funktionellen Zuständen.

Seitdem die Gehirnchirurgie sich nicht mehr nur auf Beseitigung von Prozessen, die an der Oberfläche liegen, beschränkt, sondern auch die Stammgebiete und den 3. Ventrikel dem Messer zugänglich gemacht hat, ergaben sich Beobachtungen, die Hinweise auf die Lokalisation bestimmter psychischer Symptome zu geben schienen. So berichtet O. FÖRSTER, daß er wiederholt beobachtet habe, daß sich bei mechanischer Reizung des vorderen Abschnitts des 3. Ventrikels bei seinen Operierten eine gehobene Stimmung, renommistische Großmannssucht, Redseligkeit, Neigung zum Witzeln und Zoten eingestellt habe. Er schließt auf eine in den vorderen Abschnitten des Hypothalamus befindliche Anregungszentrale, während dem hinteren Abschnitt des 3. Ventrikels, dem Aquädukt und der Oblongata eine Abschwächung der Bewußtseinstätigkeit bis zur Stumpfheit, Schlaf und Bewußtlosigkeit zugeordnet sei. Auch das Auftreten einer depressiven Gemütslage hat FÖRSTER gesehen, er weist weiter darauf hin, daß in seinen Beobachtungen bei Hypothalamusoperationen mehrfach unmittelbar aus den maniakalischen Symptomen heraus ein amnestischer Symptomkomplex sich anschloß. Man wird diese Befunde zunächst registrieren und sich darüber klar sein, daß es sich um komplizierte Bedingungen handelt, die es nicht ohne weiteres erlauben, weitergehende Schlußfolgerungen etwa in der Richtung der anatomischen Grundlage des Manisch-Depressiven zu ziehen. Immerhin wäre die Bestätigung der Beobachtung, daß durch Schädigung bestimmter Zwischenhirnstellen motorische Erleichterung und Hemmung mit entsprechenden Affekten hervorgerufen werden kann, von großem Interesse im Hinblick auf die zahlreichen sonstigen Momente im Manisch-Depressiven, die auf eine Beteiligung der vegetativen Zentren im Subcortex hinweisen. Man denke an die vasomotorischen Körpergewichts-, Appetit-, Magen-, Darm-, Schlaf-, menstruelle und Potenzstörungen bei Manisch-Depressiven. Andererseits weist der von FÖRSTER bemerkte unmittelbare Übergang der maniakalischen Stimmungslage in ein amnestisches Syndrom darauf hin, daß die Analogie zum Manisch-Depressiven doch mit größter Vorsicht aufzunehmen ist, denn gerade dieser Übergang widerspricht den Erfahrungen beim Manisch-Depressiven, vielmehr ist der klinische Boden, aus dem der Korsakow erwächst, die Bewußtseinsherabsetzung und der delirante Zustand. Ich habe schon vor Jahrzehnten gesagt, daß in jedem Alkoholdelir implicite das amnestische Syndrom enthalten ist.

Daß die in dem amnestischen Symptomkomplex zum Ausdruck kommende Störung in der Neuaufnahme und dem Behalten neuer Eindrücke eine Funktionsstörung der Hirnrinde zugrunde liege, ist wohl allgemeine Meinung der Hirnpathologen gewesen. Es war deshalb selbst in der Zeit, als man schon gewohnt war, den Hirnstamm für allerhand Psychisches in Anspruch zu nehmen, eine ziemlich revolutionäre Vorstellung, als GAMPER auf Grund seiner Befunde einer regelmäßigen schweren Schädigung der Corpora mamillaria bei alkoholischem Korsakow die psychische Störung des amnestischen Symptomkomplexes auf die Läsion dieser Elemente zurückführte. Um seine Auffassung plausibel zu machen, wies GAMPER in Übereinstimmung mit einer Reihe von Klinikern darauf hin, daß es sich beim amnestischen Komplex nicht eigentlich um eine elementare Schädigung der Aufnahmefähigkeit für neue Eindrücke handle, sondern um eine Unfähigkeit der Eingliederung des neuen Erlebnisinhaltes in das Erlebniskontinuum, daß eine Art Aufmerksamkeitsstörung vorliege, die man mit der Nichtwahrnehmung von Defekten bei Hirnherden oder mit den halbseitigen Gliedamnesien aus Aufmerksamkeitsstörung vergleichen könne. Die klinische enge Verwandtschaft von Schlaf, Bewußtseinsherabsetzung und amnestischem Syndrom lasse das Auftreten des amnestischen Syndroms bei voller Bewußtseinsklarheit als eine dissoziierte Isolierung aus dem Schlafensemble betrachten und seine Lokalisation im Zwischenhirn in dem Sinne verstehen, daß durch die Herdaffektion in den Corpora mamillaria eine Abänderung des psychischen Geschehens in der Hirnrinde in dem Sinne des amnestischen Syndroms erfolge. Die Richtigkeit der GAMPERschen Deduktion angenommen, würde im Zwischenhirn bzw. in den Corpora mamillaria eine Stelle gelegen sein, die mit der zeitlichen Eingliederung, der „Temporalisation" der Erlebnisse in das Bewußtsein zu tun hat. Es ist hier nicht der Ort, näher auf das neuerdings viel diskutierte Thema der Psychologie des amnestischen Komplexes einzugehen. Ich bin der Meinung, daß das, was uns als Merkdefekt im amnestischen Syndrom begegnet, mit einem Defekt der Temporalisation oder mit einer Einstellungsstörung sich nicht erschöpft. Es ist, glaube ich, für den, der viele Korsakows gesehen hat, nicht zweifelhaft, daß ein tatsächlicher Ausfall der Merkfähigkeit für die inhaltlichen Elemente des Merkmaterials vorhanden ist.

Was die Beziehungen des Korsakow zu den Corpora mamillaria angeht, so wird man noch weitere Feststellungen zur Sicherung dieser Beziehungen machen müssen. Es ist doch auffällig, daß gerade die Erkrankung, die das Zwischen- und das Mittelhirn in besonderem Maße befallen hat, die ECONOMO'sche Krankheit gar nicht oder nur ganz außerordentlich selten zum Korsakow geführt hat, obwohl gerade hier die mannigfachsten Dissoziationen des Schlafkomplexes sich finden. Ich selbst erinnere mich unter dem großen Encephalitikermaterial in der Nervenklinik der Charité an keinen residuären amnestischen Symptomkomplex, und RUNGE, der die große Encephalitikerstation in Chemnitz überblickte, erwähnt in seiner Darstellung der psychischen Störungen nach Encephalitis im Handbuch der Psychiatrie den Korsakow überhaupt nicht. Das ist immerhin bemerkenswert, solange nicht sichergestellt ist, daß die Corpora mamillaria bei der Erkrankung ungeschädigt bleiben. Auch an die Erfahrung, daß das amnestische Syndrom in seiner ausgesprochensten Form bei der Rinden- und Hirnmantelatrophie der Presbyophrenie WERNICKES und auch bei anderen rindenatrophischen Prozessen sich findet, ist zu erinnern. Daß bei diesen Prozessen eine regelmäßige Schädigung der Corpora mamillaria vorliegt, ist bis jetzt nicht bekannt[1]. Dasselbe gilt von den

[1] Neuerdings hat BENEDEK bei senilem Korsakow Veränderungen der Corpora mamillaria beschrieben.

apoplektiformen Parieto-Occipitalherden, die so häufig zu Hemianopsie, deliranter örtlicher Disorientierung und dem Gefolge eines amnestischen Syndroms führen. Bis zum Nachweis der steten Beteiligung der Corpora mamillaria und ihrer Strahlung wird man, glaube ich, daran festhalten müssen, daß auch unmittelbare Rindenschädigungen den amnestischen Symptomkomplex herbeizuführen in der Lage sind, was übrigens von GAMPER nicht in Abrede gestellt wird. Weitere Untersuchungen an amnestischen Zuständen traumatischer und anderer Genese werden klärend wirken. Es wird sich auch empfehlen, die alten Untersuchungen, die frische Marchi-Degeneration in der Rinde bei solchen Zuständen ergeben haben, wieder nachzuprüfen.

Die Inanspruchnahme des Zwischenhirns für die Lokalisation psychotischer Symptome geht aber noch weiter. KLEIST hatte schon vor Jahren die deliranten Sinnestäuschungen als Hirnstammsymptome angesprochen. Von G. E. STÖRRING werden Makropsie und Mikropsie, oneiroide Wahnbildungen als Thalamuserscheinungen betrachtet. Nach ihm spielt der Thalamus für das Gefühls- und Affektleben eine sehr wesentliche Rolle. Anschließend an ähnliche Anschauungen KLEISTS hält er die Erscheinung der emotionell-hyperästhetischen Schwächezustände, die triebhaften, hysteriformen, die depressiven und maniformen Zustände für Zwischenhirnsymptome. Es ist wichtig, sich darüber klar zu sein, daß es zumeist entzündliche, toxische, tumoröse Prozesse, auch mechanisch-traumatische Einwirkungen diffuser Art sind, keine scharf umschriebenen Herdläsionen, die die Grundlage für diese lokalisatorischen Anschauungen bilden. Ich habe an anderer Stelle darauf hingewiesen, daß bei Ausschaltung der Kerngebiete des Sehhügels durch zirkulatorisch bedingte umschriebene Narbenherde die der Sehhügelläsion zugeschriebenen psychischen Symptome fehlen können, ja sogar meist zu fehlen pflegen. Auch im subthalamischen Gebiet liegen Beobachtungen vor, daß bei fast völliger Vernichtung der sogenannten vegetativen Kernregion gröbere Störungen der Stoffwechselfunktionen ausbleiben können (Spatz). Es muß sich also wohl bei dem Auftreten der Symptome des Zwischenhirns, soweit sie in den obengenannten Erscheinungen bestehen, um Reizerscheinungen bzw. um akute Störungen der Zusammenarbeit der geschädigten Zwischenhirnorgane mit den übrigen cerebralen Apparaten handeln. Daß es vor allem die Rinde ist, die hier in Betracht kommt, darf man wohl annehmen. Genauer substantiierte Vorstellungen über das Zusammenwirken von Zwischenhirn und Rinde sind zur Zeit kaum möglich. Nach dem heutigen Stand darf man wohl als festen Punkt unseres Wissens den Regulationsmechanismus für Wachen und Schlafen im Zwischenhirn betrachten. Nimmt man mit Gamper u. a. zwei antagonistisch funktionierende Zentralstellen an, deren einer die Tonisierung der Großhirnrinde und damit das Wachsein, die Aktivität, der anderen mit dem Nachlaß der Tonisierung Herabsetzung der Bewußtseinstätigkeit, Schlaf und Aufbau der für die Phase der Aktivität erforderlichen Stoffe zukommt, so kann man sich vorstellen, daß aus der Störung der Dynamik dieser Mechanismen gewisse psychotische Störungen sich ergeben, die klinisch als Hyper- und Afunktion der Aktivität, als Erregungszustände, Bewußtseinsstörungen traumhafter Art, Dämmerzustände und verschiedenartige Dissoziationen dieser Regulationsmechanismen in Erscheinung treten, wie sie bei der Mesencephalitis bekannt geworden sind.

Daß sich für das Zusammenspiel von Stamm und Rinde bei den einzelnen Psychosen schärfere, ins einzelne gehende anatomische Lokalisationen ergeben werden, ist eine Hoffnung. Vorläufig handelt es sich — darüber muß man sich klar sein — lediglich um Hinweise, die aus verhältnismäßig groben und auch mehr oder weniger diffusen Schädigungen gewonnen sind, Schädigungen, denen man früher für die Topik der Hirnrinde im allgemeinen nur bedingten Wert zuzuerkennen pflegte, die jedenfalls bei der Verwertung für eine Herdlokalisation in besonderem Maße Kritik und klinischen Überblick erfordern. In ihrer Gesamtheit sind aber die Erfahrungen doch, zumal in Verbindung mit den allgemein entwicklungsgeschichtlichen Erwägungen überzeugend für die, ich möchte nicht sagen Suprematie, aber doch für die außerordentliche Bedeutung der Stammgebiete, vor allem des Zwischenhirns für die psychischen Vorgänge und deren krankhafte Abweichungen. Der Fortschritt, den man gegenüber der einseitigen Einstellung auf die Hirnrinde Ende des vergangenen und Anfang dieses Jahrhunderts bei dem Suchen nach dem anatomischen Substrat der psychischen Erkrankungen erblicken darf, liegt vorläufig weniger in einer Fundierung der pathologischen Anatomie der einzelnen Psychosen, diese wird wahrscheinlich nach wie vor zusammen mit der Hirnrindenhistopathologie noch zu schaffen sein, als darin, daß für die elementaren Funktionen der Aktivität, Affektivität, des Schlaf- und Wachbewußtseins und dessen Modalitäten gewisse anatomische Unterlagen gewonnen sind, deren Ausbau die Aufgabe der Zukunft sein wird.

Die Widerstandsfähigkeit des Gehirns.

Die besondere Schutzhülle, die die Natur um Gehirn und Rückenmark gelegt hat, hat es fast selbstverständlich mit sich gebracht, daß diese Organe lange dem ärztlichen Zugriff überhaupt nicht oder nur in verzweifelten Notfällen als zugänglich galten. Der Neurologe am Ende des letzten Jahrhunderts stand unter der Anschauung, daß das Gehirn ein höchst vulnerables, mit äußerst zarter Hand zu behandelndes Organ sei, das eigentlich nur, wenn es von außen verletzt worden, chirurgisch anzugehen sei. Es war schon ein Fortschritt, als WERNICKE in seinen Gehirnkrankheiten 1882 bei der Besprechung des Hirntumor sagte, wenn auch wohl kein prinzipielles Bedenken bestehe, in die großen Hemisphären der Hirnsubstanz einzuschneiden und Teile zu entfernen, so werde man sich zu diesem radikalen Vorgehen nur in den allerseltensten Fällen entschließen. Für ein Noli me tangere hielt er die hintere Schädelgrube, das kleine Gehirn, die Brücke und das verlängerte Mark. Noch im Jahre 1897 sagte OPPENHEIM bei Besprechung der Anwendung der Lumbalpunktion beim Hirnabsceß, er wage nicht, einen Eingriff zu empfehlen, bei dem die Druckverhältnisse in Schädel- und Rückenmarkshöhle so wesentlich und so plötzlich sich verändern, daß ein Durchbruch des Abscesses erfolgen könne.

Wenn man damals einem Neurologen vorgeschlagen hätte, die ganze Hirn- und Rückenmarkflüssigkeit abzulassen und an ihrer Stelle den spinalen und die cerebralen Hohlräume mit Luft anzufüllen oder andere fremde Stoffe in sie einzuführen, um Passagehindernisse festzustellen, den Verlauf der Hirnarterien durch Einspritzung strahlenundurchlässiger

Stoffe sichtbar zu machen, so würde er das als Eisenbartmethode von sich gewiesen haben. Ich selbst erinnere mich der Besorgnis, die ich hatte, als ich vor der Zeit der Encephalographie bei einer Hirnpunktion der beiden Seitenventrikel bei der Flüssigkeitsentnahme aus den hydrocephal erweiterten Ventrikeln zufällig — offenbar aus der gegenüberliegenden Punktionsöffnung — Luft in die Ventrikel aspiriert hatte, wie sich nachträglich aus dem Plätschergeräusch feststellen ließ. Man befürchtete Luftinfektion oder unmittelbare anderweitige Schädigungen der Hirnfunktion. Tatsächlich passierte nichts. Ebenso eindrucksvoll ist mir aus der Mitte der neunziger Jahre im Gedächtnis die erste Stirnhirn-Tumoroperation, bei der MIKULICZ genötigt war, einen erheblichen Teil des rechten Stirnhirns zu entfernen, ohne daß nachträglich bedrohliche Erscheinungen oder cerebrale Ausfallserscheinungen sich ergaben.

Es ist bekannt, daß es heute kaum mehr eine Stelle im Gehirn gibt, die nicht gelegentlich operativ angegangen wird. Bei den vielen hundert Hirnoperationen, die ich im Laufe der Zeit habe machen lassen, sah ich die Chirurgen, schrittweise von der Hirnoberfläche ausgehend, fast alle Territorien, auch die von WERNICKE seinerzeit als unangreifbar bezeichnete hintere Schädelgrube, das Kleinhirn, die Brücke, das verlängerte Mark, die Ventrikel und die Schädelbasis angehen. Die differente vitale Wertigkeit der einzelnen Territorien selbst blieb natürlich bestehen. Eine Excision eines Stücks aus dem Hirnmantel ist unbedenklich, während es am Hirnstamm unter Umständen letal wäre. Soviel ist heute klargelegt, daß bei sehr sorgfältiger Beherrschung der Blutstillung sich auch in der Nähe sehr differenter Hirngegenden operativ vorgehen läßt. Diese Entwicklung ging den neurologischen Fortschritten in der hirnlokalisatorischen Diagnostik parallel. Sie war aber auch zwangsläufig, insofern die — man kann wohl sagen — absolut hoffnungslose Prognose fast aller Hirngeschwülste bei nichtchirurgischem Vorgehen notwendig zu immer heroischeren Versuchen führen mußte, da ohne Operation der Kranke so gut wie verloren war[1].

Wir wissen heute, daß innerhalb des Schädels bei gutem chirurgischem Können ganz erhebliche mechanische Verletzungen gesetzt, auch Hirnteile entfernt werden können, anscheinend ohne daß lebensbedrohliche Erscheinungen auftreten oder augenfällige grobe Schäden sich entwickeln. Wo das geschehen kann, ist Sache der lokalisatorischen Hirnkenntnis. Die Tatsache, daß in vielen Fällen nach solchen Hirnoperationen die grobe Arbeits- und Leistungsfähigkeit nicht beeinträchtigt erscheint, gibt allerdings noch keinen sicheren Beweis dafür, daß sich auch in den differenzierteren Fähigkeiten und Leistungen geistig hochstehender Menschen nach Entfernung von Hirnteilen keinerlei Ausfallserscheinungen bemerkbar machen. Für die Beantwortung dieser Frage fehlt es noch an ausreichenden Untersuchungen. Es sollen hier auch nicht die Unterschiede besprochen werden, die sich ergeben, wenn das Gehirn bei eröffnetem Schädel operativ angegangen wird oder wenn es bei geschlossener Schädelkapsel eine Verletzung erfährt. Die Allgemeinschädigungen können im letzteren Fall erheblich stärker sein. — Im ganzen ist aber — das ergibt sich eigentlich schon aus den Erfahrungen bei operativen Hirnverletzungen — die im Publikum verbreitete Angst vor schweren Folgeerscheinungen auch bei leichten Schädelverletzungen und Kopfprellungen unberechtigt. Die Lehre von der traumatischen Neurose hat hier Publikum und Ärzte ängstlich gemacht.

Interessant ist der Entwicklungsgang der Auffassung von

---

[1] Ich sehe ab von den seltenen Fällen, in denen eine Hirngeschwulst durch Röntgentiefenbestrahlung zum Wachstumsstillstand und zur Nekrotisierung gebracht werden kann.

der Vulnerabilität des Gehirns durch starke und überstarke Reize, wie sie das Leben mit sich bringt. Es mag darauf hingewiesen werden, daß es eine verkürzte Ausdrucksweise ist, wenn weiterhin von der Empfindlichkeit bzw. der Widerstandsfähigkeit des Gehirns gesprochen wird. Es ist das Gehirn gemeint als die Zusammenfassung und zentrale Instanz aller nervösen Elemente, wobei die hormonalen, vegetativen und vasomotorischen Komponenten mit inbegriffen sind.

Die Auffassung von einer besonderen Vulnerabilität des Gehirns galt ebenso für die plötzlich auf den Menschen einbrechenden Erlebnisse des Schrecks, der affektiven Erregung, als auch für langsam und längere Zeit einwirkende Einflüsse, wie Überanstrengung, Sorgen und Kummer. So ist die ältere psychiatrische Literatur voll von Hinweisen auf derartige, dem Ausbruch einer Psychose vorangegangene Schädigungen, deprimierende oder schreckhafte Erlebnisse, Todesfälle, Vermögensverluste, die eine Melancholie, geistige oder körperliche Überanstrengung, überspannte Lektüre, Masturbation, die eine Pubertätspsychose verursacht haben sollten. Die Tatsache, daß die progressive Paralyse das mittlere Lebensalter, das männliche Geschlecht und in überwiegenden Zahlen die höheren Stände bevorzugt, glaubte man, mit der besonderen geistigen und affektiven Inanspruchnahme der auf der Höhe des Lebens stehenden Altersklassen erklären zu können, bis die luische Ätiologie und die 15 Jahre dauernde Inkubation der progressiven Paralyse die besonderen Verhältnisse in natürlicher Weise verständlich machte. GRIESINGER, der nicht daran zweifelte, daß Psychosen Hirnkrankheiten seien, hielt die psychischen Momente für die häufigste Quelle der Geisteskrankheiten. KRAEPELIN mißt in der ersten Auflage seines Lehrbuches 1890 der geistigen Überanstrengung, Gemütsschwankungen, andauernder Aufregung eine besondere ursächliche Bedeutung zu. Er weist speziell auf den Krieg hin, der zahlreiche Opfer fordere.

Als eine klare Bestätigung der besonderen Empfindlichkeit des Zentralnervensystems gegen Schädigungen galt für lange Zeit die sogenannte traumatische Neurose der Unfallverletzten.

Die von OPPENHEIM jahrzehntelang verteidigte Auffassung, daß ein gewaltsamer Sinneseindruck, eine Schreckemotion oder sonstige Erschütterung auch ohne jede hirnkommotionelle Begleiterscheinungen die Bedeutung eines mechanischen Insultes habe und eine molekulare Hirn- und Rückenmarkveränderung hervorrufen könne, die unter Umständen zu irreparablen, sich von Jahr zu Jahr verschlimmernden Folgen führe, war erwachsen auf dieser Annahme einer besonderen Verletzlichkeit der nervösen Substanz. Daß es sich bei dieser Auffassung der traumatischen Neurose um einen Irrtum — nebenbei gesagt, um einen für den Staat sehr kostspieligen und für die betroffenen Verletzten oft recht unheilvollen — gehandelt hat, haben auf der einen Seite die Erfahrungen der Erdbeben- und Blitzschlagkatastrophen, bei denen die Entschädigungsfrage keine Rolle spielt, und auf der anderen Seite die Erfahrungen mit den durch endgültige Entschädigung erledigten Unfällen gelehrt. In beiden Fällen kommt es bekanntlich nicht zur Entwicklung von Neurosen. Wir wissen heute, daß es im wesentlichen durch die hypochondrische Befürchtung, dauernd geschädigt zu sein, hervorgerufene Sicherungswünsche sind, die das Bild der sogenannten traumatischen Neurose herbeiführen, und wir wissen — was für die Frage der Vulnerabilität des Zentralnervensystems von Bedeutung ist —, daß sich die Shockwirkungen der Katastrophen in kürzester Zeit zu verlieren pflegen und keine Dauererscheinungen hinterlassen. Während des Krieges 1914/18 erlebten wir einen eindrucksvollen Beweis der dominierenden pathogenetischen Bedeutung des Sicherungswunsches im Gegensatz zu der des Schreck- und Shockmomentes, auf den ich damals aufmerksam gemacht habe. Es war das verschiedene Verhalten der aus denselben Granatfeuererlebnissen zur ärztlichen Beobachtung gelangten eigenen und kriegsgefangenen Soldaten. Unter den Kriegsgefangenen entwickelten sich keine Kriegsneurosen, nur bei den eigenen Truppen — bei den Deutschen wie bei den Franzosen — kamen die Zitter- und anderen psychogenen Reaktionen zur Beobachtung. Die Erklärung liegt auf der Hand: der Wunsch, aus der Todesgefahr heraus zu sein, war bei den Kriegsgefangenen erfüllt („ma guerre est finie"), bei den eigenen noch nicht, und deshalb blieb der Sicherungswunsch bei diesen pathogenetisch wirksam. So zeigte sich in den Gefangenenlagern, daß das Shockerlebnis der Granatexplosion selbst da, wo die Lufterschütterung zu Trommelfellzerreißungen geführt hatte, ohne Nachwirkung abgeklungen war, während in den eigenen Lazaretten die psychogene hysterische Reaktion daran anknüpfte.

Auch für die alten Auffassungen vom Einfluß emotioneller und erschöpfender Momente auf die Entwicklung von Psychosen war der Krieg 1914/18 lehrreich. Ich habe schon während des Krieges darauf hingewiesen, daß in den Aufnahmeziffern der schizophrenen und manisch-depressiven Erkrankungen sich ein auffälliges Gleichbleiben zeigte im Vergleich zu dem Ansteigen der psychopathischen Reaktionen, eine Beobachtung, die späterhin allgemein bestätigt werden konnte. Ja, selbst die unter Friedensverhältnissen überhaupt nicht vorkommenden schwersten Erschöpfungszustände durch Hunger und gleichzeitige körperliche Überanstrengung, wie sie damals bei den gefangenen Serben und vor allem bei der Besatzung des belagerten Przemysl zur Beobachtung kam und sich in den schweren somatischen Organschädigungen des

Hungerödems zeigten, ließen die Ziffern der psychischen Erkrankungen nicht ansteigen. Lediglich die symptomatischen psychischen Bilder, wie sie bei groben, zu Kompensationsstörungen und Inanition führenden körperlichen Erkrankungen auch sonst bekannt sind, fanden sich in geringen Zahlen[1].

Es konnte als sichere Kriegserfahrung gebucht werden, daß das gesunde Gehirn auch überstarke und andauernde körperliche Strapazen, Entbehrungen und Emotionen erträgt, ohne daß schwere seelische Funktionsstörungen die Folge wären. An sich ist es wohl von vornherein wahrscheinlich, daß es sich so mit dem Gehirn verhält. Es ist ja in den Jahrtausenden seiner Entwicklung sicher immer wieder schweren emotionalen und erschöpfenden Einflüssen ausgesetzt gewesen und hat sich ihnen anpassen müssen.

Man fragt sich bei solchen Erfahrungen über die außerordentliche Toleranz des Gehirns unwillkürlich und mit einem gewissen Mißtrauen gegen diese Erfahrungen, wie es kommt, daß nicht nur im Volke, sondern auch bei klugen Ärzten so lange die Vorstellung von einer besonderen Gefährdung des Nervensystems durch emotionale Erschütterungen, bedrückende Erfahrungen und Überanstrengung haften konnte. Tatsächlich sind hier auch gewisse Vorbehalte zu machen, die die populären Vorstellungen verständlich erscheinen lassen. Man kann sich ja nicht davor verschließen, daß der Alltag voll von Beispielen ist, wie anschließend an Schreck und andere affektive Erlebnisse, an

[1] Erwähnenswert ist, daß die pathologisch-anatomische Untersuchung bei diesen Erschöpfungsmalacien starken Gewichtsverlust und Atrophien an Herz und Leber feststellte, während das Gehirn weder Atrophie nach Gewichtsverlust zeigte. Wenn auch hieraus nicht zu schließen ist, daß auch funktionell im Gehirn bei diesen Zuständen alles in Ordnung ging, so bleibt doch bemerkenswert, daß die Ernährung des Gehirns bei solchen Erschöpfungsschädigungen weniger Schaden nimmt als die anderen Organe.

bedrückende Sorgen, erregende Vorfälle im Berufsleben, in der Familie, in dem ehelichen Zusammenleben nicht nur allgemein nervöse Erscheinungen, wie Reizbarkeit, Herabsetzung der Leistungsfähigkeit, Schlaflosigkeit hervorgerufen werden, sondern auch abnorme Reaktionen, wie Abwesenheits- und Dämmerzustände, Phasen von krankhaftem Mißtrauen und Depression, Suicidversuche, hysterische Erregungen und ähnliche Zufälle auftreten, die bei der Umgebung den Eindruck einer geistigen Störung erwecken, und bei denen der unmittelbar psychisch-kausale Zusammenhang klarliegt. Derartige Erfahrungen sind es wohl, die der populären Meinung von der gefährlichen Wirkung affektiver Erlebnisse für die Entwicklung psychischer Erkrankungen zugrunde liegen.

Es ist ein grundsätzlicher Fortschritt in der Psychopathologie gewesen, als man dazu gelangte, diese reaktiven Erscheinungen von den Geisteskrankheiten im engeren Sinne, vor allem den endogenen Psychosen zu trennen und die Träger einer solchen reagiblen Geistes- und Gemütsbeschaffenheit als eine besondere Variationsform der Norm herauszuheben. Daß die Träger solcher Konstitutionen nicht identisch sind mit denen, die zum Ausbruch der endogenen Geisteskrankheiten eine besondere Veranlagung haben, ist ein Erfahrungszuwachs, den wir zu einem wesentlichen Teile dem Kriege verdanken. Die gesteigerte Empfindlichkeit äußert sich bei diesen in der Bevölkerung verbreiteten psychopathischen Konstitutionen in graduell und qualitativ verschiedener Weise. Vielleicht das klarste Beispiel einer solchen Empfindlichkeitsveränderung des Gehirns bei psychopathischen Individuen ist das Verhalten zu Giften, vor allem zum Alkohol. Wir sehen hier unter Umständen bei Mengen, die für den Durchschnitt ganz unschädlich sind oder doch in der üblichen Weise wirken, ein rasches Absinken in eine traumhafte Bewußtseinsverfassung erfolgen, die sich in Erregungs- und Dämmerzuständen mit wahnhafter Umweltveränderung äußert. Diese sogenannte pathologische Alkoholreaktion ist nur ein Spezialfall einer generellen Neigung zu Anfällen von Bewußtseinsstörung, die zahlreichen Psychopathengruppen eigen ist und die auch ohne Alkohol unter Umständen durch starke körperliche Überanstrengung hervorgerufen werden kann.

Bei einer anderen Gruppe tritt die Empfindlichkeitsänderung in einer Überempfindlichkeit gegen Sinnesreize, vor allem gegen solche des Gehörs und Gesichts hervor. Es gibt aber auch eine elementare Schmerzüberempfindlichkeit bei körperlichen Eingriffen, die oft fälschlicherweise als hysterische Schmerzübertreibung gedeutet wird[1]. Psychisch äußert sie sich in gesteigerter Reizbarkeit, affektiver Hemmungslosigkeit, in sensitiver Eigenbeziehung, die bis zu wahnhafter Einstellung gehen kann.

Praktisch von besonderer Wichtigkeit ist die große Gruppe der Individuen, bei der das Persönlichkeitsbewußtsein nicht zur vollen Ausreifung gelangt ist und bei der es unter dem Einfluß von Wünschen nach Selbstsicherung oder Selbsterhöhung zu hysterischen Manifestationen körperlicher und psychischer Art gerade dann kommt, wenn es sich um die Überwindung schwieriger Situationen handelt. Hier ist der Zusammenhang zwischen Erlebnis und psychischer Störung besonders augenfällig und überzeugend.

Beobachtungen an solchen im Gleichmaß der seelischen Entwicklung gestörten Individuen sind es gewesen, die die Vorstellung einer hirnschädigenden Wirkung auch der im natürlichen menschlichen Zusammenleben sich ergebenden Spannungen und Erregungen wachgerufen und zu Unrecht verallgemeinert haben, weil abnorme Reaktion der Psycho-

---

[1] Ihr Gegenstück ist die Schmerztorpidität, die man besonders bei Psychopathen asozialer Art antrifft.

pathen und eigentliche Psychose zusammengeworfen wurden. Die Kriegserfahrung war auch hier lehrreich. Die Zahl der psychopathischen Reaktionen wuchs im Kriege um ein Vielfaches der Durchschnittszahl der Vorkriegszeit an, d. h. die Kriegserlebnisse wirkten sich bei den Psychopathen in der erwarteten ungünstigen Weise aus, während die Zahl der Psychosen im engeren Sinne — wie schon gesagt — sich nicht änderte[1].

All diese reaktiven Störungen sind reversibler Art. Man kann also sagen, auch das psychopathisch labile Nervensystem wird durch erschöpfende emotionale und andere psychogene Einflüsse nicht so geschädigt, daß organische Dauerausfälle hervorgerufen werden. An dieser Feststellung ändert die Tatsache nichts, daß es viele Psychopathen gibt, deren ganzes Leben sich in dauernden hygienischen Schutzmaßnahmen gegen solche Schädigungen abspielt, und bei denen das Gleichmaß der Arbeitsfähigkeit auch tatsächlich von solchen Maßnahmen abhängig ist. Es ist eine bekannte

[1] Die Praxis der Rechtsprechung bei der Kriegsdienstbeschädigungsfrage hat aus diesen Erfahrungen des Krieges die Folgerung gezogen, bei den im Kriege zur Entwicklung gekommenen Schizophrenien, manisch-depressiven Erkrankungen, Paralysen und anderen psychischen Erkrankungen, soweit sie nicht direkt symptomatischer Natur waren, den Zusammenhang mit den Kriegserlebnissen abzulehnen, weil die ursächliche Bedeutungslosigkeit der Kriegsschädigungen für die Entwicklung dieser Erkrankungen als erwiesen gelten könne. Diese Folgerung ist sicher im allgemeinen richtig und entspricht der praktischen Erfahrung. Es ist aber neuerdings auch auf Grund anderer Erfahrungen wieder fraglich geworden, ob es berechtigt ist, den Umweltbedingungen bei den schizophrenen Erkrankungen jeden ursächlichen Einfluß abzusprechen. Abgesehen von klinischen Beobachtungen über auffällige Zusammenhänge von inneren Erkrankungen mit dem Ausbruch von Schizophrenien weisen Beobachtungen von Diskordanz bei eineiigen Zwillingen, von denen nur einer anschließend an äußere Schädigung erkrankt ist, darauf hin, daß es doch Schädigungen gibt, die das Manifestwerden der schizophrenen Anlage begünstigen. Sie müssen wohl anderer Art sein, als die hier besprochenen. Auf sie einzugehen ist hier nicht der Ort.

Erfahrung, daß derartig körperlich und psychisch empfindsame und um ihre Gesundheit dauernd besorgte Individuen ihre robusteren gleichaltrigen Weggenossen zu überleben pflegen. Wo aber chronisch toxische, vor allem alkoholische Rauschgiftschädigungen hinzutreten, da zeigt sich die geringere Widerstandsfähigkeit des psychopathisch Stigmatisierten darin, daß dann leichter und frühzeitiger als beim psychisch Equilibrierten organisch-toxische Schädigungen sich geltend machen.

Es ist mit ein Ergebnis solcher Erfahrungen, wenn heute der Mut in der Bemessung dessen, was dem Gehirn auch zum Zwecke der Heilung von Krankheiten zugemutet werden kann, außerordentlich gewachsen ist. Ein Blick auf die heutige Therapie der Psychosen bestätigt das. Man hat keine Bedenken, durch mehrere Wochen hindurch täglich langdauernde komatöse Zustände durch große Insulindosen, epileptische Krampfanfälle durch Cardiazol oder durch Schicken eines Induktionsschlags durch den Kopf hervorzurufen. Die Berechtigung zur Anwendung dieser heroischen Methoden entnimmt man aus dem Ernst des zu bekämpfenden Grundleidens und aus den Erfahrungen über die Widerstandsfähigkeit des Gehirns. Die Möglichkeit der Entwicklung eines Verblödungszustandes zu verhindern, würde die Anwendung auch rechtfertigen, wenn die Gefahr der Methoden größer wäre. So wird man es im Hinblick auf den zu erwartenden Erfolg auch hinnehmen, wenn man als Folge solcher absichtlich hervorgerufenen Krampfanfälle vorübergehende amnestische Zustände auftreten sieht. Man wird in dieser Rückwirkung auf die Merkfähigkeit und die Rückerinnerung aber auch einen Hinweis auf die Grenzen, die der Widerstandsfähigkeit des Gehirns gesetzt sind, erblicken müssen und daraus die Folgerung ziehen, diese heroischen Methoden nur dann anzuwenden, wenn es sich darum handelt, die Entwicklung schwerer psychischer Erkrankungen hintanzuhalten.

Psychische Morbidität unter Umweltseinflüssen.

In dem Kliniker, an dem alltäglich die Krankenbewegung einer großen Stadt vorüberzieht, entwickelt sich mit der Zeit ganz von selbst ein ungefähres Normbild von dem Zahlenverhältnis, in dem sich die einzelnen Erkrankungen im Krankenbestand einfinden, und dieses läßt ihn gröbere Abweichungen von dieser zahlenmäßigen Regelmäßigkeit meist frühzeitig erkennen. Augenfällige und länger dauernde Abweichungen von dem Normbild weisen, soweit sie nicht durch äußerliche organisatorische Änderungen in den Aufnahmeverhältnissen bedingt sind, wohl ausnahmslos auf Änderungen der Umweltverhältnisse hin, die sich in der psychischen Morbidität aussprechen, da, wie die Erfahrung immer wieder zeigt, die inneren Faktoren, die zu den endogenen Psychosen führen, zur Zeit noch unbeeinflußbar sind.

Wenn ich den 45 Jahre umfassenden Zeitraum meiner klinischen Tätigkeit in Großstädten überblicke, so zeigt sich im Aspekt des Krankenbestandes auf den psychiatrischen Stationen eine Reihe derartiger Wandlungen, die sich auf Änderungen in der Umwelt zurückführen lassen. In den städtischen Aufnahmeverhältnissen treten solche Wandlungen mehr in Erscheinung als in den Landes- und Provinzialanstalten, weil sie nicht wie diese vorwiegend eine Auslese für die im allgemeinen länger dauernden, vor allem endogenen Erkrankungen darstellen, sondern unmittelbar ein Sammelbecken sind für alles, was in der Stadt psychisch erkrankt und sich auffällig macht.

Am augenfälligsten ist die Veränderung des Bildes, wenn ich den Krankenbestand der letzten Jahre meiner klinischen

Tätigkeit mit den Anfangsjahren vergleiche. Damals — Mitte der 90er Jahre des vorigen Jahrhunderts — war das Bild der Aufnahmeabteilungen beherrscht von den im Beschäftigungsdelir umherwandernden, mit ihren Bettstücken wirtschaftenden Alkoholdeliranten. Es verging im Sommer kein Tag, an dem nicht ein oder mehrere Deliranten zur Aufnahme kamen. Eine Studie über den Geisteszustand der Deliranten, wie ich sie damals systematisch in Breslau unter Einbeziehung der Untersuchung der Sinnesgebiete, der Gesichtsfelder, Tastkreise usw. an großen Reihen von Deliranten durchführen konnte, wäre heute, wo der Delirant fast eine Seltenheit geworden ist, nicht in diesem Umfange möglich.

Die Prozentzahlen, in denen sich damals in den psychiatrischen Anstalten der Großstadt die Deliranten fanden, erscheinen heute fast unglaubwürdig. Das Bild war in Breslau, Königsberg und Berlin ungefähr dasselbe. Das Anwachsen der Deliranten war manchenorts geradezu zur Kalamität geworden. WESTPHAL schrieb 1883 an das Ministerium: Die Zahl der Delirium tremens-Kranken hat seit längerer Zeit in solchem Maße zugenommen, daß ein absoluter Mangel an Platz für die Geisteskranken eingetreten ist. 1886 ist die Zahl der Delirantenaufnahmen fast dieselbe wie die der übrigen Geisteskranken insgesamt, für die 2. Hälfte der 80er Jahre berechnet sich der Durchschnitt der Delirium tremens-Kranken in der Charité auf 39% der Gesamtaufnahme. Wenn man sich vergegenwärtigt, daß der Ausbruch des Delirium tremens stets ein regelmäßiges, mehrjähriges, mindestens 5—6 Jahre anhaltendes Schnapstrinken zur Voraussetzung hat, also stets der Ausdruck des chronischen Mißbrauchs ist, so ergibt sich, daß die Deliriumfrequenz einen Maßstab für die Verbreitung des chronischen Alkoholismus in der Bevölkerung abgibt. Daß dieser Indicator tatsächlich sehr empfindlich ist, zeigt die Sicherheit, mit der sich aus den Deliriumziffern die Beeinflussung des chronischen Alkoholismus durch äußere Maßnahmen geradezu ablesen läßt. Schon im Jahre 1888 hatte WERNICKE auf den Rückgang der Delirantenziffern infolge der im Jahre 1887 erfolgten Alkoholbesteuerung aufmerksam gemacht. Nach den Zahlen des Statistischen Amtes im Jahre 1888 war die Delirantenzahl um 40% gefallen. Dasselbe wiederholte sich 1909 mit der erneuten Besteuerung. Der Trinkverbrauch an Spirituosen nahm um mehr als 30% ab, die Delirantenzahl fiel um 50%. Sowohl nach 1888 wie nach 1909 hoben sich die Delirantenzahlen allmählich wieder, doch wurde der frühere Stand nicht wieder erreicht.

Einen radikalen Einschnitt bedeutete der Krieg. Nach einem ganz kurzen Anstieg der Delirantenzahl in den ersten Kriegswochen — wohl unter dem Einfluß des vermehrten Alkoholgenusses — ließ in der Folgezeit die durch den Schnapsmangel herbeigeführte Zwangsnüchternheit das Delirium allmählich überhaupt verschwinden. Das war verständlich. Das Verschwinden des Schnapses aus dem Handel machte auch dort, wo durch Schleichhandel gelegentlich ein Schnaps erreichbar war, den *regelmäßigen* jahrelangen Schnapskonsum, der Voraussetzung des Delirium tremens ist, unmöglich. Wichtiger und bemerkenswerter ist, daß mit der Wiederkehr des Branntweins nach dem Kriege und nach Ablauf der notwendigen etwa fünfjährigen Mißbrauchszeit die Delirantenzahl nicht entfernt wieder die Vorkriegshöhe in den Kliniken erreichte, so daß das Delirium tremens heute eine fast seltene Krankheit geworden ist, die sich in der Hauptsache auf die im Gastwirtsgewerbe Tätigen beschränkt. Man kann fast sagen, daß das Delirium tremens seit Ende der 20er Jahre ganz überwiegend als Berufskrankheit des Gastwirts- und Alkoholgewerbes in Erscheinung tritt.

Diese Wandlung in der Zusammensetzung des klinischen Krankenguts weist auf tiefergehende Veränderungen der Lebensverhältnisse seit jenen Jahren hin. Das Delirium tremens war im wesentlichen eine Erkrankung der handarbeitenden Bevölkerung. Berufsstatistische Zählungen, die ich seinerzeit angestellt habe, zeigten, daß es vor allem Gelegenheitsarbeiter, dann die im Freien tätigen Bauarbeiter, die Kutscher und die selbständigen kleinen Handwerker neben den im Alkoholgewerbe Beschäftigten waren, die dem Delirium tremens verfielen. Die Berufe, die Gelegenheit geben, während der Arbeit zu trinken, erwiesen sich als besonders gefährdet. Damit hing es wohl auch zusammen, daß die Fabrikarbeiter weniger beteiligt waren.

In Breslau, das mir aus jener Zeit besonders bekannt war, wahrscheinlich aber auch in den anderen Großstädten Norddeutschlands, war der Branntwein ein Bestandteil des täglichen Ernährungsbedarfs des Arbeiters. Ein durchschnittlicher täglicher Schnapsverbrauch im Werte von 20 Pf., eines Schnapses, von dem ein Liter für 40 Pf. zu haben war, bildete die Regel. Bei der Mehrzahl der Deliranten ging das Tagesquantum zum Teil sogar erheblich über diese Menge hinaus. Es ist aber bemerkenswert, daß schon diese damals habituelle nicht als unmäßig geltende Tagesmenge eine Deliriumsbereitschaft mit sich brachte, die vor allem bei dem Eintritt einer komplizierenden körperlichen Erkrankung das Delirium manifest werden ließ. Man kann also sagen, daß zu jener Zeit schon die täglichen Lebensgewohnheiten eines großen Teils der Arbeiterbevölkerung einen Grad von chronischer Alkoholschädigung mit sich brachten, der schwer genug war, um ein Delirium zum Ausbruch kommen zu lassen. Die Gefahr war ohne Zweifel die Regelmäßigkeit, in der der Schnapskonsum die Mahlzeiten begleitete bzw. ersetzte.

Es ist offenbar, daß ein Zusammenwirken verschiedener Faktoren die Wandlung herbeiführte: Verteuerung des Schnapses, Hebung der Lebenshaltung des Arbeiters, die erfahrungsgemäß vom Schnaps- zum Biergenuß führt, das nach dem Kriege mit der verkürzten Arbeitszeit wachsende Interesse an sportlicher Betätigung in der Freizeit, die wachsende Einsicht in die Schädlichkeit regelmäßigen Schnapsgenusses, die gerade beim Sport jedem augenfällig wurde.

Wenn die Zahlen des Alkoholismus in der Reichsstatistik auch immer noch hoch sind, so müssen sie heute doch anders gelesen werden. Sie sind volksgesundheitlich harmloser zu bewerten. Was jetzt an Alkoholismus in Erscheinung tritt, sind neben akuten Exzessen vorwiegend die konstitutionell bedingten pathologischen Alkoholreaktionen akuter und chronischer Art. Der chronische Alkoholismus in seiner sozialen Bedingtheit, wie ihn das letzte Viertel des vergangenen und der Anfang des laufenden Jahrhunderts mit sich gebracht hat, ist, wenn auch nicht ganz geschwunden, so doch viel seltener geworden und umfaßt vor allem die im Alkoholgewerbe Beschäftigten. —

Eine Bestätigung der Auffassung, daß es sich bei der Mehrzahl der Deliranten um eine sozial bedingte Form des Alkoholismus handelte, zeigt auch die Untersuchung, die Pohlisch seinerzeit auf meine Veranlassung an meiner Klinik über die Deszendenz der Deliranten anstellte. Aus ihr ergab sich, daß diese Deszendenz im großen und ganzen auffallend gut war, woraus einerseits die Zweifelhaftigkeit der These von der keimschädigenden Wirkung des Alkohols sich ergab, andererseits geschlossen werden durfte, daß der chronische Alkoholismus des Deliranten in überwiegenden Zahlen nicht aus psychopathischer Anlage, sondern aus Umwelteinflüssen erwachsen war. Es würden sich sonst in der Deszendenz der Deliranten die psychopathischen Anlagemomente in größeren Zahlen haben finden lassen müssen.

Für die Frage, ob wir es bei dieser Erscheinung des Verschwindens des Alkoholismus mit einer Dauererscheinung zu tun haben, gibt die klinische Erfahrung keine sicheren Hinweise. Gerade die Beobachtung, daß der schwere Alkoholismus des Ausgangs des letzten Jahrhunderts vorwiegend sozial bedingt war, muß zur Vorsicht mahnen, da die sozialen Verhältnisse sich wieder wenden können. Immerhin läßt die Ende der 90er Jahre einsetzende allmählich abnehmende Tendenz doch hoffen, daß der Rückgang nicht episodischer Natur ist, sondern auf zunehmender Einsicht und auf einem Wandel der Interessenrichtung beruht.

Ungefähr gleichzeitig mit dem Tiefststand der Kurve des chronischen Alkoholismus um das Jahr 1918 fing die Aufnahmeziffer der Morphinisten an zu steigen. In Berlin stieg in der Charité der Aufnahmeprozentsatz an Morphinisten, der in normalen Zeiten unter $^1/_2$% blieb, auf fast das Sechsfache der Vorkriegszeit. Es ergab sich so das bis dahin ganz ungewohnte Bild, daß in dieser Zeit häufig die Zahl der Morphinisten die der Alkoholisten in der Klinik absolut übertraf. Der Gedanke, daß es sich dabei um einen Ersatz für den fehlenden Alkohol handelte, war abzuweisen. Die spezielle Untersuchung ergab, daß kaum je ein früherer Alkoholist unter den Morphinisten zu finden war. Auch der gesteigerte Morphiumverbrauch infolge der zahlreichen Kriegsverwundungen erklärt nicht den Anstieg; denn er betraf ebenso auch die Frauen. Nicht in demselben Ausmaß, aber doch auch deutlich sichtbar, stieg auch die Cocainistenzahl in der Nachkriegszeit. Der Cocainismus kam nicht mehr wie früher über den Weg der alten Morphinisten, die an Stelle des Morphiums Cocain spritzten, in die Klinik, sondern als Cocainschnupfen. Die Verschleuderung der Heeresbestände nach dem Kriege brachte das Cocain in den Schleichhandel. Es wurde von Hausierern auf der Straße, in Vergnügungslokalen und Bars verkauft und vielfach spielerisch von jugendlichen Psychopathen konsumiert. Es handelte sich um akute Rausch- und

Angsterregungen und nicht wie früher um paranoide Bilder auf dem Boden taktilen Illusionierens. Das Ansteigen der beiden Süchte stand in deutlicher Beziehung mit dem Krieg und vor allem mit dem Zusammenbruch und ebbte vom Jahre 1925 an allmählich, aber nicht ganz gleichmäßig ab. Der Cocainismus ging auf das alte niedrige Niveau zurück, wahrscheinlich parallel gehend dem Verschwinden des im Schleichhandel befindlichen Cocains aus den Heeresbeständen, während der Morphinismus sich noch länger über dem Niveau der Vorkriegszeit hielt, bis die scharfe Kontrolle, die über die Abgabe der Opiate wie über die Personen der Konsumenten geübt wurde, allmählich auch ihn als beachtlichen Morbiditätsfaktor anscheinend überhaupt verschwinden ließ.

Daß man bei diesen Erfahrungen mit einem Schwinden des narkotischen Bedürfnisses der Menschen überhaupt zu rechnen hätte, war von vornherein recht unwahrscheinlich, und tatsächlich haben auch die schwierigen Lebensverhältnisse der Nachkriegszeit in zunehmendem Maße an Stelle der Opiumderivate die neuen Narkotica der Barbitursäurereihe treten lassen. Die Selbsttötungsversuche mit Barbitursäure sind in unseren Kliniken nächst denen durch Leuchtgas die häufigsten geworden. Die chronische Vergiftung führte den Ärzten neue Krankheitsbilder mit Benommenheit, Nystagmus und Reflexverlusten zu, die, wenn der Mißbrauch verschwiegen wurde, nicht selten zu der Fehldiagnose einer Hirngeschwulst führten und zu unzweckmäßigen Eingriffen Veranlassung geben konnten. Auch Rentenneurotiker versuchten durch chronischen Barbitursäuremißbrauch organische Verschlimmerungen ihres Unfalleidens vorzutäuschen. Neue langdauernde mit epileptischen Anfällen verbundene delirante Zustände lernte man im Gefolge dieser Vergiftungen kennen.

Das Anwachsen des Morphinismus und Cocainismus stellte in letzter Linie lediglich eine Teilerscheinung einer allgemeinen

Morbiditätsveränderung dar, die mit der Dauer des Krieges immer deutlicher wurde und sich in der Herausstellung der psychopathischen Konstitution bekundete. Die Aufnahmeziffer der Psychopathen machte die Wechselbeziehung von sozialer Umwelt und psychischer Morbidität während des Weltkriegs in besonderer Anschaulichkeit deutlich. Ohne weiteres verständlich war die mit Kriegsbeginn einsetzende Zunahme der psychopathischen Reaktionen bei den Männern. Sie betrug in der Charité etwa das Dreifache der Friedenszahlen. Die psychische Belastung durch den Krieg oder auch durch die erfolgte oder bevorstehende Einziehung führte die labilen Psychopathen zu pathologischen Reaktionen. Interessanter war die eigenartige Umkehr in den Aufnahmeziffern der psychopathischen Männer und Frauen, die der Krieg mit sich brachte. Während sich, wie gesagt, auf den Männerstationen die Zahl der Psychopathenaufnahme verdreifachte, zeigte die Zahl der psychopathischen Reaktionen bei den Frauen eine deutliche Abnahme. Es scheint, daß sich hier das Gefühl der Verantwortlichkeit und der Unentbehrlichkeit für die Arbeit in der Heimat zunächst hemmend auf die Entwicklung nervöser Reaktionen auswirkte. Diese Wirkung hielt bis 1917 an. Mit dem unglücklichen Kriegsende und der Rückkehr der Männer aus dem Felde fiel diese Hemmung weg, und die Kurve der psychopathischen Reaktionen der Frauen stieg stark und ging erheblich über den Durchschnittsstand von 1913 hinaus. Bemerkenswert ist in diesem Zusammenhang, daß das Jahr 1918 durch eine besondere Steigerung der morphinistischen Frauenaufnahmen in Berlin und in München ausgezeichnet war. Erst um das Jahr 1924 fiel die Zahl der Psychopathien bei den Frauen wieder auf den Normalstand der Vorkriegszeit. Bei den Männern entleerten sich allerwärts die sogenannten Neurotikerstationen mit dem Kriegsende. Ihre Insassen vergaßen vielfach ihre Neurosen oder nutzten sie merkantil als Zitterer aus. Manche traten in den Arbeiter- und Soldatenräten zum Teil sogar recht aktivistisch hervor. Alles in allem ein Kapitel, das über die Zweckmäßigkeit der Psychopathenbehandlung im Kriege zu denken gibt.

Es mag dann noch einer episodischen, unmittelbar mit den schlechten Ernährungsverhältnissen im Krieg und in der Nachkriegszeit zusammenhängenden Erscheinung im Krankenaspekt gedacht werden, die in den Ausmaßen mit den bisher besprochenen Wandlungen zwar nicht zu vergleichen ist, aber doch als klinisches wie als Zeitbild recht charakteristisch ist.

Anfang der 20er Jahre stießen wir in relativer Häufigkeit in der Klinik auf Krankheitsfälle ungewöhnlicher Art. Es traten bei stark abgekommenen Frauen, aber auch vereinzelt bei Männern symptomatische Psychosen auf, die neben Magen-Darmstörungen, Diarrhöen, gelegentlich auch Blasenblutungen, spinale Erscheinungen vom Charakter der kombinierten Strangerkrankung, die von hyperkeratotischen, braun-pigmentierten Hauterscheinungen an Handgelenken, Mund und Nase begleitet waren. Im Jahre 1923 konnte ich auf mehr als 20 derartige Beobachtungen in der Nervenklinik der Charité hinweisen, die fast alle tödlich verliefen. Es handelt sich um die in Deutschland bis dahin ganz selten beobachtete Pellagra, eine Erkrankung, die mit aller Wahrscheinlichkeit auf dem Boden unzureichender Ernährung bzw. einer Avitaminose erwächst. Die Häufung dieser Erkrankung verlor sich mit der Herstellung normaler Ernährungsverhältnisse in der Bevölkerung. Vereinzelt wird sie auch heute noch beobachtet, nachdem die Aufmerksamkeit der Erkrankung zugewendet ist.

Schließlich mag dann noch, wenn auch die ätiologischen Verhältnisse außerhalb des sozial Beeinflußbaren liegen, der offenbar die ganze Welt umfassenden, bis in die heutige Zeit sich auswirkenden Encephalitisepidemie gedacht werden, deren erste sporadische Fälle uns in der Charité schon im Jahre 1916 zu denken gaben und zunächst in ihrem Wesen unerkannt als akute Formen von juveniler Paralysis agitans mitgeteilt wurden, bis dann das gehäufte Auftreten in Wien ECONOMO auf den richtigen Weg führte und die Erkrankung als Entzündungsprozeß im Mesencephalon kennen lehrte. In Berlin war der Höhepunkt der Erkrankung etwa um das Jahr 1920. Jeder, der sich diese Zeit aus der Klinik vergegenwärtigt, erinnert sich des schwer beunruhigenden Bildes, das die Aufnahmestationen jener Zeit mit den in dieser Form bis dahin nicht gesehenen, choreiformen, myoklonischen, akinetischen, delirösen und schlafsüchtigen Zustandsbildern darboten, deren ganze Tragik oft erst sehr viel später, als man die Erkrankung längst geheilt glaubte, ersichtlich wurde. Seit jener Zeit ist das Bild dieser schweren Erkrankung in ihren Folgeerscheinungen und ihren Nachzüglern nicht mehr aus den Kliniken verschwunden.

Gegenüber dieser schweren neuen Erkrankung darf man es als einen gewissen Ausgleich betrachten, daß die ganze Abteilungen füllenden Massenansammlungen von Paralytikern mit schwersten Lähmungs- und Verblödungszuständen, wie sie mir aus meiner Breslauer Assistentenzeit aus der Klinik in der Erinnerung stehen, heute dank den Erfolgen der Malariatherapie wahrscheinlich nirgends mehr in auch nur annähernd ähnlichem Umfange zu finden sind.

Der Zeitraum, den wir überblickt haben, ist nicht sehr groß, er zeigt aber doch mancherlei Wandlungen.

Der Alkoholismus in seiner chronischen, vor allem die arbeitende Bevölkerung in weitem Umfange gefährdenden Form ist geschwunden oder doch außerordentlich zurückgegangen. Die heute zur Beobachtung kommenden Formen des akuten Alkoholismus sind volksgesundheitlich harmloserer Natur.

Der Weltkrieg hat uns in den Zahlen und in der Mannigfaltigkeit der psychopathischen Reaktionen den umweltabhängigen Charakter der psychopathischen Persönlichkeiten in großem Ausmaß kennen gelehrt.

Eine Zunahme des Morphinismus und Cocainismus war episodischer Natur und Ausdruck psychopathischer Reaktionsweise, begünstigt durch die Erleichterung der Zugänglichkeit der entsprechenden Narkotica.

Der in den 20er Jahren einsetzende Barbitursäuremißbrauch wird sich kaum zu einer dem Alkoholismus analogen Sucht entwickeln. Die toxikologische Natur des Mittels, die eine exzitierende Wirkung vermissen läßt, wird das verhindern. Sie ist das Mittel für eine Menschenkategorie, die aus den Erregungen der Zeit den Schlaf und nicht die Anregung sucht.

Eine neue infektiöse Cerebralerkrankung von pandemischem Charakter ist gekommen, eine alte, die progressive Paralyse, hat viel von ihrem deletären Charakter verloren.

An dem Zahlenverhältnis des Hauptbestands der psychiatrischen Anstalten, an dem der endogenen Psychosen scheint sich bis jetzt nichts Wesentliches geändert zu haben. Doch ist an Stelle des absoluten prognostischen Pessimismus, in dem die alte Generation hinsichtlich dieser aufgewachsen ist, durch die Erbgesundheitsmaßnahmen und auch durch die neuen Wege der heroischen Shocktherapie neue Aktivität getreten, deren Erfolg heute noch nicht zahlenmäßig ersichtlich gemacht werden kann.

Chirurgie in der Neuropathologie.

Ich möchte nicht von der Chirurgie sprechen, wo sie mit dem Neurologen Hand in Hand geht, bei der operativen Behandlung neurologischer Erkrankungen, der Chirurgie der peripheren Nerven, des Rückenmarks und Gehirns, sondern an einigen kleinen Beispielen aus der Psychiatrie Stellen zeigen, wo sie besser sich des Eingreifens enthält.

Die Chirurgie, die klinische Disziplin der objektiven Befunde kat'exochen, befindet sich in einem gewissen natürlichen Gegensatz zur Psychiatrie, bei der sich noch sehr zahlreiche Krankheitsdiagnosen auf ausschließlich psychischen Symptomen aufbauen. Der Chirurg ist geneigt, wo er bestimmte, auf einen lokalen Prozeß hinweisende Klagen hört oder zu hören meint, an diesem Ort einzugehen und zum mindesten nachzusehen, ob dort etwas Abnormes vorliegt. Er tut es auch gelegentlich, wenn ihm von neurologischer Seite gesagt wird, daß sich dort nichts finden wird, weil ihm sein technisches Können den Eingriff unbedenklich erscheinen läßt, mitunter auch, weil ihm nicht bekannt ist, daß die innere Gesetzmäßigkeit der psychischen Symptomatologie oft kaum weniger verläßlich ist als die der objektiven Symptome.

Ich glaube zwar im Laufe der Jahre die Erfahrung gemacht zu haben, daß die Eingriffe bei operationssüchtigen Hysterischen seltener geworden sind. Diese unerfreuliche, für den Operateur meist undankbare, auch manchmal gefährliche Reaktionsweise hysterischer Sensationslust oder paradoxer Liebesäußerung findet wahrscheinlich infolge der Vertiefung der Diagnostik der abdominellen Erkrankungen nicht mehr so leicht den operationswilligen Chirurgen wie früher. — Fälle, wie ich sie früher gesehen habe, daß eine Hysterica zwei Blinddarm-, eine Adnex- und eine Wandernierenoperation, dazu noch eine KRASKEsche Kreuzbeinresektion, eine andere sogar über ein Dutzend Operationen wegen eines hysterischen Ileus aufzuweisen hat, sind mir seit Jahren nicht mehr begegnet. Aber es gibt auch heute noch aus unserem Gebiete Kranke, die es dem Chirurgen schwer machen, nicht einzugreifen. Ich denke dabei an Kranke, die so gut wie niemals zuerst in die Sprechstunde des Nervenarztes kommen. Sie werden ihm meist vom Chirurgen überwiesen, wenn dieser sich überzeugt hat, daß er mit seiner Kunst zu Ende ist und sich des lästigen, immer erneut auf Operation drängenden Patienten entledigen will. Die Patienten sträuben sich meist zunächst zum Nervenarzt zu gehen, weil sie von dem organischen, lokalen Charakter ihres Leidens überzeugt sind.

Ziemlich paradigmatisch für den Typ, den ich meine, ist ein Kranker, der mir vor kurzem vom Chirurgen überwiesen wurde. Es ist ein über 70jähriger Herr, der mit Lebhaftigkeit und starker Mitteilsamkeit die Geschichte seines Leidens berichtet. Er leidet seit etwa 2 Jahren, nachdem ihm wegen Halsbeschwerden, wie er sagt, der Hals ausgespritzt worden ist, an einem Brennen an der Zunge, das ihn seitdem nicht verläßt. Wegen dieses andauernden Brennens ist er vielfach behandelt, die Zunge geschabt und ausgespritzt worden. Schließlich ist ihm im Frühjahr des Jahres ein Stück aus der Zungenspitze excidiert worden, alles ohne jeden Erfolg. Er ist bei der Besprechung ganz verzweifelt. Er möchte am liebsten „Schluß machen". „Ich bitte jeden Abend, daß ich erlöst werde." Er fängt während der Unterredung an zu weinen, „wenn das nur wegginge". Er zeigt immer wieder seine Zunge, um die Stelle genau zu kennzeichnen. Die immer von neuem gegebene Versicherung, daß nichts zu sehen sei, ändert daran nichts. Er verlangt ein Papier und zeichnet die Zungenkontur auf und umschreibt genau die dreieckige Stelle an der Spitze der Zunge, wo das Brennen sitze. Objektiv zeigt die Zunge keinerlei Veränderung. Die Papillen sind gut entwickelt. Es findet sich nichts von anämischen Veränderungen.

Auf sein früheres Leben angesprochen, wird er lebhaft und deutlich besserer Stimmung. Er berichtet über seine wirtschaftlichen Erfolge als Kohlenhändler, die tatsächlich erheblich waren, und betont, wie anders er früher gewesen sei, „immer lebhaft und vergnügt und immer in der Arbeit". Gröbere senile Symptome bietet er nicht, abgesehen von einer mäßigen Altersschwerhörigkeit. Die Merkfähigkeit ist gut, die Emotivität vielleicht etwas nach dem Weinerlichen hin gesteigert, im ganzen aber mit einer deutlichen Note des Hyperthymen. Über depressive Zeiten ist von ihm nichts in Erfahrung zu bringen.

Was diese Patienten zu so schwierigen Elementen in der Sprechstunde macht, ist die Unerbittlichkeit, mit der sie immer von neuem auf einen radikalen Eingriff drängen und die Unmöglichkeit, sie durch Gründe von der Sinnlosigkeit eines lokalen Vorgehens und einer Operation zu überzeugen. Es kommt hinzu, daß die Klagen durchaus ernsthaft erscheinen, nichts spielerisch Hysterisches haben. Die Kranken leiden tatsächlich stark und sind oft fast ganz schlaflos. So kommt es, daß doch immer wieder lokal behandelt wird und sich schließlich auch ein Chirurg findet, der vielleicht, nur um den lästigen Bedränger loszuwerden, einen Eingriff macht, der ausnahmslos erfolglos ist. Mitunter ist er nicht nur ohne Erfolg, sondern steigert die verzweifelte Stimmung, so daß ernsthaft das Suicid erwogen wird. Ich kenne eine solche Patientin, die sich schließlich aus solchem Anlaß aus dem Fenster gestürzt hat. Die Regel ist das nicht, sondern, wenn die Mittel es einigermaßen gestatten, wandern sie von einem Arzt zum andern, vom Arzt zum Magnetiseur, vor allem aber ist immer wieder der Chirurg ihre Hoffnung.

Es handelt sich hier um eine, wie ich immer wieder sehe, noch vielfach verkannte Störung. Mit der Diagnose Hysterie, auf die man, wenn der chirurgische Eingriff versagt hat, zu rekurrieren pflegt, geht man fehl. Die prämorbide Persönlichkeit, die meist nichts von hysterischer Art aufweist, die Ernsthaftigkeit der Klagen, das Fehlen des Demonstrativen, ebenso wie der Verlauf spricht durchaus gegen etwas in diesem Sinne Psychogenes. Es ist kein Zufall, daß wir es bei dem eben geschilderten alten Herrn mit einem früher aktiven, betriebsamen und erfolgreichen Menschen, überwiegend heiteren Temperaments zu tun haben, mit einer im Grunde hyperthymen Persönlichkeit. Dieser Grundzug tritt auch jetzt in der Lebhaftigkeit und Aktivität, mit der er die Beseitigung seiner Beschwerden bei den Ärzten betreibt, zutage. An Stelle der leichten Beweglichkeit und Ablenkbarkeit des Gedankenablaufs der Hyperthymiker liegt hier aber das Gegenteil vor. Die Gedanken kreisen immer um denselben Inhalt — die überwertig gewordene Idee der Erkrankung der Zunge — mit der Begleitung eines ausgesprochen depressiven Affektes. Es handelt sich also um ein Gemisch von hyperthymen und depressiven Zügen, einen manisch-depressiven Mischzustand mit einem charakteristischen hypochondrischen Inhalt. Dieser hypochondrische Inhalt ist nicht zufällig an das Gebiet der Zunge gebunden. Es handelt sich offenbar um eine mit dem Senium in einer engeren Beziehung stehende Erscheinung. Die bemerkenswerte Übereinstimmung, in der man gerade diese circumscripten, auf Zunge und Mund sich erstreckenden Hypochondrien im Alter bei cyclothym Veranlagten antrifft, läßt daran denken, daß irgendwelche senilen organischen Veränderungen bestehen, die im Aufbau des hypochondrisch-depressiven Bildes Verwendung finden. Da periphere Veränderungen fehlen, es sich auch nicht etwa um eine Teilerscheinung eines senilen Pruritus handelt, peripher angreifende Mittel sich auch wirkungslos erweisen, liegt die Deutung nahe, daß vielleicht objektive senile Veränderungen im Gebiete der zentralen Vertretung der Zunge im Körperschema die Grundlage bilden.

Es ist jedoch nicht so, daß es sich dabei stets um irreparable Störungen handelt. Man sieht auch bei alten Leuten solche Hypochondrien oft nach langer Dauer überraschend schnell abheilen, ohne daß irgend etwas Wesentliches therapeutisch geschehen wäre, ganz entsprechend dem Verlaufstypus der endogenen Depressionen. In anderen Fällen blaßt die überwertige Hypochondrie allmählich ab, es geht aber die senile Veränderung ihren Gang weiter.

Bei jugendlichen Dysthymikern findet sich diese Lokalisation der Hypochondrien im Mund-Zungen-Gebiet unzweifelhaft seltener, hier ist die Magen- und Darmsphäre und das Sexualgebiet bevorzugt. Auch hier ist der Spezialist häufig versucht, zum Messer zu greifen, weil der Untersuchte durch die Bestimmtheit seiner Klagen, durch den objektiven Rückgang der Kräfte, den fortschreitenden Gewichtsverlust den Arzt beunruhigt und schließlich auch bei fehlendem objektiven Magen- und Darmbefund veranlaßt, wenigstens eine Probelaparctomie zu machen, um die Sache diagnostisch zu klären.

Der Verlauf der Erkrankung ist auch hier, was die somatische Seite anlangt, ziemlich charakteristisch. Die neben der Schlaflosigkeit im Vordergrund stehenden Darmbeschwerden führen zunächst zu den üblichen Magen- und Darmuntersuchungen und Durchleuchtungen, die keinen krankhaften Befund ergeben. Es folgen Öl- und Diätkuren, Krankenhaus- und Sanatoriumsaufenthalte, Laparotomien, Appendixentfernungen mit dem Ergebnis, daß sich nichts bessert, der körperliche Zustand sich nur weiter verschlechtert, bis unter Umständen Abmagerungszustände sich ergeben, die gelegentlich zu der Diagnose SIMMONDSsche Kachexie führen. Nach einjähriger und oft erheblich längerer Dauer geht dann spontan bei Bettruhe und erzwungener Überernährung und der Sorge für den Schlaf ohne wesentliche Mitwirkung anderer Hilfsmittel die Verstimmung zurück. Der Appetit und das Gewicht hebt sich. Es tritt Heilung ein, nicht selten mit einer anschließenden Phase gehobener Stimmung und entsprechendem Mitteilungsbedürfnis, die von den Angehörigen meist als Glücksgefühl über die Genesung gedeutet werden.

Wenn bei solchen Kranken, die niemals einen zureichenden objektiven Befund darbieten, von vornherein auf die konstitutionellen Temperamentseigenheiten und auf die ersten einleitenden Symptome der Schlafstörung und der depressiven Stimmung geachtet würde, würde den Kranken und dem Arzt manch unnützes Handeln erspart werden können. Die Diagnose ist, wenn man überhaupt in dieser Richtung zu denken gelernt hat, nicht schwer. Es wird bei diesen Individuen von den Angehörigen gerade der Gegensatz des jetzt vorliegenden larmoyanten aufdringlichen depressiven Wesens zu der früheren Persönlichkeit betont, die als lebhafte, arbeitsame, dem körperlichen Gesundheitszustand keine besondere Aufmerksamkeit zuwendende, lebensfrohe Natur bekannt war. Gelegentlich, aber seltener hört man auch, daß es Individuen sind, die immer schon geneigt waren, die Dinge des Lebens schwer zu nehmen, sich vor Entscheidungen zu scheuen und bei Erkrankungen schwarz zu sehen. Das Wesentliche ist, einen Blick dafür zu bekommen, daß es sich hier um Temperamentsanomalien im Sinne einer cyclothymen Konstitution handelt. Läßt man sich von den dominierenden, körperlich hypochondrischen Klagen nicht zu sehr beeindrucken, sondern sucht nach deren Grundlage, so läßt sich ausnahmslos der Symptomkomplex einer zugrunde liegenden depressiven Stimmung mit Insuffizienzgefühl, Denkhemmung und begleitender Schlafstörung feststellen. Es handelt sich dabei um primäre, und nicht, wie der Laie meint, reaktive Störungen, mit anderen Worten, um die Zugehörigkeit des ganzen Bildes zur Gruppe der manisch-depressiven Veranlagung. Vor allem die fast nie fehlende, auffallende primäre Schlafstörung mit Denkunruhe ist bemerkenswert, weil sie bei organischen Magen- und Darmleiden diese Rolle nicht spielt.

Ganz ähnlich liegt es mit gewissen Potenzstörungen der Männer. Sie kommen mit der Klage, daß sie früher in dieser Beziehung ganz in Ordnung gewesen seien, daß ihnen aber nunmehr die sexuelle Lust und damit auch die Kohabitationsfähigkeit ganz abhanden gekommen sei. Ein ausgesprochen depressiver Affekt, der bis zu Suicidäußerungen geht, wird meist als verständliche Reaktion auf diesen Verlust betrachtet. Auch hier sieht man dann, wenn auch nicht gerade große Operationen, so doch allerhand andere lokale Maßnahmen, Bougieren, Katheterisieren, Kauterisation der Prostata, Massage des Damms usw. Tatsächlich zeigt oft schon der Gesichtsausdruck und eine kurze Befragung, daß hier die Potenzstörung nur die Teilerscheinung einer endogenen Depression ist, die sich keineswegs bloß auf die gehemmte Sexualsphäre erstreckt, sondern die Gesamtvitalität in der üblichen Symptomatologie — Schlafstörung, Ernährungsrückgang, depressive Stimmung, Willens- und Denkhemmung — betroffen hat. Der Praktiker muß wissen, daß die Abnahme der sexuellen Libido ein fast nie fehlendes Symptom der Depression ist. Eine Lokalbehandlung ist hier erfahrungsgemäß sinnlos. Bei den endogenen Depressionen der Frauen ist meist weniger von der Herabsetzung der Libido die Rede —

tatsächlich besteht sie auch —, als von den objektiven Begleiterscheinungen, der Unregelmäßigkeit und dem Zessieren der Menses. Auch hier wird eine klare Diagnosenstellung und die Kenntnis von der lediglich begleitenden Natur der körperlichen Störung unnützes Operieren am retro- oder antiflektierten Uterus oder anderen Gebieten der Sexualorgane zum Vorteil der Patienten verhindern. Die neuerdings in solchen Fällen gern angewandten Ovarial- und Testikelpräparate pflegen in ihrer Wirkungslosigkeit auf den depressiven Symptomkomplex mit Deutlichkeit den sekundären Charakter der sexuellen Insuffizienz zu erweisen, auch wenn etwa durch Progynon eine Wiederkehr der Menses wirklich erreicht wird und durch Erugon oder Testoviron eine gewisse lokale Wirkung erzielt wird.

Ein anderes Kapitel bilden die Patienten, die mit dem Wunsche nach einer kosmetischen Operation zum Chirurgen kommen. Nach meinen Erfahrungen empfiehlt es sich, sich diese Patienten, wenn es sich nicht um offensichtliche Schäden und Verunstaltungen handelt, genau anzusehen, ob man es mit normal-psychologischen Motiven zu tun hat. Um solche mag es sich bei alternden Damen handeln, die aus beruflich-repräsentativen Gründen oder aus individuellen Ambitionen sich die Gesichtsfalten operativ hochziehen oder Hängebrüste beseitigen lassen und so ein verjüngtes Aussehen erhoffen oder wenn heute eine jüdisch aussehende Nase in eine solche arischen Typs umgewandelt werden soll. Ich habe es aber doch mehrfach erlebt, daß kosmetische Nasenoperationen lediglich auf Grund eines hypochondrischen Wahns der Patienten gemacht worden sind. Die ausgezeichnete Technik, die einzelne Chirurgen in kosmetischen Operationen haben, mag Veranlassung geben, in der Indikationsstellung nicht allzu skrupulös zu sein. Ich habe zwei schizophrene Patienten in Erinnerung, die ihre keineswegs auffälligen Nasen operativ angehen ließen, um ihren Gesichtsausdruck zu ändern. Der Krankheitsprozeß blieb natürlich unbeeinflußt, und auch die neue Nase entsprach nicht ihrem Wunschbild. Wo in diesen pathologischen Fällen lediglich der Wunsch nach einer Änderung des äußeren Aspektes den Patienten zum Chirurgen führt, pflegt meist ein Beziehungswahn zugrunde zu liegen. Die gesteigerte Beachtung, die der Kranke in der Umwelt zu erfahren glaubt, wird auf irgendeine Auffälligkeit des Aussehens zurückgeführt. Ein höherer Beamter, den ich in Beobachtung habe, kommt auf Veranlassung seines Arztes zu mir mit dem Wunsche, bescheinigt zu haben, daß seine Idee, eine zu große Nase zu haben, die ihn am Sehen hindere, keine Wahnidee sei. Er gibt an, schon seit seiner Schulzeit das Gefühl zu haben, daß ihm seine Nase im Wege stehe, wenn er mit jemanden spreche. Er werde in der Geselligkeit behindert; denn, wenn er mit seinem Nachbar spreche, komme ihm die Kontur der Nase ins Gesichtsfeld und störe ihn. Er ist überzeugt, daß die Leute ihn allerwärts um seiner Nase willen ansehen. Er halte dies nicht länger aus. Der Nasenrücken müsse flacher gemacht werden. Er will sich unter allen Umständen operieren lassen. Objektiv ist an der Nase nichts Abnormes festzustellen, abgesehen davon, daß der Nasenrücken vom vielen Hinfassen leicht gerötet ist. Er ist bemüht, zu zeigen, daß seine Nase tatsächlich zu groß sei, weil, wenn er seitlich blicke, die Nase ins Gesichtsfeld trete. Der Einwand, daß das normalerweise der Fall sei, wenn man die Aufmerksamkeit der Nase und nicht dem außerhalb des Gesichts liegenden zu fixierenden Gegenstand zuwende, ist nicht geeignet, an seiner überwertigen Vorstellung etwas zu ändern. Ob er bei der Energie seines Wollens nicht doch noch den kosmetischen Operateur finden wird, der sich seiner annimmt, muß dahingestellt bleiben. Diagnostisch handelt es sich, obwohl sichere sonstige schizophrene Erscheinungen nicht nachweisbar sind und er beruflich anscheinend leistungsfähig ist, wohl doch um einen langsam verlaufenden, der Schizophrenie zugehörigen Prozeß, wobei allerdings die Angabe bemerkenswert ist, daß die Störung schon in den oberen Schulklassen sich eingestellt habe, also nach jetzt zwölfjähriger Dauer noch keine schwereren Symptome sich geltend gemacht haben. Um Zwangsvorstellungen, die der überweisende Arzt annahm, handelt es sich nicht, da ja ein wesentliches Kriterium der Zwangsvorstellung, die Einsicht in die Unsinnigkeit der Vorstellung, durchaus fehlt. Man muß aber daran denken, daß sich auch bei sensitiven Psychopathen solche hypochondrisch überwertigen Komplexe finden, die allerdings meist nur einen episodischen Charakter haben und an die Pubertätszeit gebunden zu sein pflegen.

Ich möchte mich mit diesem Hinweis auf kosmetische Wünsche psychisch Kranker begnügen. Auf die in der Ära von MAGNUS HIRSCHFELD gelegentlich in Berlin zur Beobachtung gekommenen Verirrungen der plastischen Chirurgie zur Änderung des äußeren Genitalaspektes von Transvestiten braucht nicht mehr eingegangen zu werden, da sie der Vergangenheit angehören.

Der Hinweis auf die Kranken mit circumscripten Hypochondrien scheint mir aber am Platze, weil sie dem Praktiker immer wieder begegnen und es ihm in ihrer quälenden Aktivität schwer machen, sich des Messers zu enthalten. Sie sind aber auch in anderer Richtung bemerkenswert, weil solche Operationen psychiatrisch gesehen noch immer Reste aus der Zeit darstellen, als noch zur Heilung von hypochondrischen Wahnideen auch von Psychiatern Scheinoperationen empfohlen wurden, in der irrigen Annahme, dadurch Heilsuggestionen bei Wahnkranken ausüben zu können.

Therapeutisches.

Es gibt wohl wenige Kapitel in der Medizin, die mit solcher Deutlichkeit die Abhängigkeit der Beobachtung von dem Einfluß des Affektes und der einseitigen Aufmerksamkeitseinstellung zeigen, wie das der Therapie. Das Kommen und Gehen gepriesener Heilmittel, die Begeisterungswellen, von denen neue Mittel und neue Methoden begleitet werden, sind dafür charakteristisch und bilden für den, der längere Zeiträume therapeutischen Handelns überblickt, eine Erscheinung, die nachdenklich macht. Ich denke dabei nicht an die vielen kleinen Modifikationen bekannter Heilmittel, die teils in gutem Glauben, teils aus merkantilen Interessen auf den Markt geworfen werden, oder auch um dem Praktiker, der seinen Patienten etwas Neues an Stelle der alten, den Patienten nicht mehr beeindruckenden Mittel geben will, entgegenzukommen, sondern an ernsthaftere therapeutische Bewegungen. Der erste Eindruck dieser Art fällt in meine Studentenzeit und ist mir unvergeßlich. Es war Anfang der 90er Jahre, als die mit dem Tuberkulin ROBERT KOCHS gemachten Versuche der Tuberkuloseheilung die ganze medizinische Welt bewegten. Die Art, wie sich die Heilerfolge in der Beobachtung meiner damaligen klinischen Lehrer LIEBERMEISTER, dem inneren Kliniker, und JÜRGENSEN, dem Polikliniker, darstellten, war lehrreich, aber für den Lernenden gleichzeitig beunruhigend. Auf der einen Seite der bedächtige LIEBERMEISTER, der zwar den unzweifelhaften Einfluß des Mittels, aber auch die therapeutische Gefahr und den Mißerfolg feststellte und zu einer Ablehnung des Mittels kam, auf der anderen Seite der phantasiereiche und kombinationsfreudige JÜRGENSEN, der in den augenfälligen akuten Verschlechterungen und Fiebersteigerungen nur die Heiltendenz sah und von dem Mittel die endgültige Heilung der Tuberkulose erwartete. Schon dem Studenten wurde dabei klar, daß die Beurteilung therapeutischer Erfolge nicht so einfach, sondern oft das Ergebnis komplizierter, nicht allein im Objekt gelegener, sondern oft stark mit der Person verwachsener subjektiver Vorgänge ist. Welche Rolle unter diesen subjektiven Momenten, die die Prüfung eines Medikaments beeinflussen, der Person des Entdeckers oder Erfinders zukommt, zeigte gerade das KOCHsche Tuberkulin. Wenn ein neues Mittel unter der Autorität eines Namens, wie es der ROBERT KOCHS ist, geht, so liegt darin für die Prüfung des Mittels von vornherein eine gewisse Suggestion für eine günstige Beurteilung. Man wird sich schwerer entschließen, es abzulehnen, als bei einem unbekannten Autor. Das gilt in entsprechender Weise auch für die pharmazeutische Industrie. Eine Firma, die den Ruf hat, Gutes auf den Markt zu bringen, hat es leichter mit der Beurteilung ihrer Produkte.

Ein zweites Moment liegt in der Person des Beurteilers. Menschen, die mit einem starken Begeisterungsorgan ausgestattet sind, sind für die Tätigkeit des Prüfers neuer Therapeutica nicht besonders qualifiziert. Darauf hinzuweisen ist deshalb nicht ganz unwichtig, weil gerade sie nach ihrem Temperament sich gern zu solchen Beurteilungen hergeben. Der gehobene Affekt neigt zu raschen Urteilen und ist in der Gefahr, diese nach seiner Stimmungslage zu färben. Das ist einer der Gründe, aus denen man so oft voreilige Empfehlungen von Heilmitteln bekommt, die sich nicht in dem gepriesenen Sinne bewähren.

Interessant ist der Einfluß der Aufmerksamkeit und des Interesses auf die Beobachtung. Es ist eine alte Erfahrung, daß ein mikroskopisches Präparat, das man hundertmal gesehen hat und das man genau zu kennen glaubt, unter Umständen einen ganz neuen Aspekt bekommt, wenn man durch irgendeine Erfahrung darauf hingewiesen wird, es unter einem bestimmten neuen Gesichtspunkt zu sehen. Man ist überrascht, nun etwas, was man bis dahin in dem Präparat übersehen hat, in allen Präparaten wiederzufinden. In der klinischen Beobachtung ist es nicht anders. Auch hier läßt die Aufmerksamkeitseinstellung unter eine leitende Idee in scheinbar alltäglichen klinischen Erscheinungen Neues, unter Umständen Fruchtbares sehen. Manches, was einem unter der Erscheinung der „Duplizität der Fälle" begegnet und verwunderlich erscheint, entspringt dieser Genese der besonderen Einstellung auf ein Gebiet. In der Beurteilung therapeutischer Erfolge führt dieser Faktor der Interessezuwendung unter Umständen zu Fehlurteilen, wenn unter dem Eindruck der Anwendung eines Mittels Verlaufs- und Heilungsvorgänge, die an sich natürliche sind, aber bisher weniger beachtet wurden, nunmehr ins Licht der Aufmerksamkeit treten und als therapeutische Erfolge gebucht werden.

In der Praxis kann man wohl sagen, je zweifelhafter die Wirksamkeit eines Mittels ist, um so mehr treten die subjektiven Momente bei der Beurteilung in Erscheinung. Eindeutig therapeutisch wirksame Mittel pflegen sich ohne allzu viel Meinungsverschiedenheiten durchzusetzen. Ich denke aus neuerer Zeit an das Insulin bei Diabetes, die Leberpräparate bei der Perniciosa und das Prontosil und Eubasin bei Infekten. Wo langdauernde Diskussionen über die Wirksamkeit bestehen, pflegt es mit der Heilwirkung zweifelhaft zu sein und das Ende ist häufig die Ablösung durch ein neues Mittel, an das neue Hoffnung sich knüpft.

Wenn ich die Therapie in der Psychiatrie im Laufe der Jahre meiner Zugehörigkeit zum Fach überblicke, so hat sich da vieles gewandelt und auf das Ganze gesehen, wie ich glaube, zum Vorteil gewandelt. Ich habe die Zeit des therapeutischen Nihilismus in der Psychiatrie noch etwa anderthalb Jahrzehnte miterlebt. Aus meiner Assistentenzeit bei WERNICKE kann ich mich erinnern, daß Therapeutisches eigentlich überhaupt nur bei neurologischen und hirnchirurgischen Fragen besprochen wurde. Auch in der Vorlesung fiel über Therapie der Psychosen kaum ein Wort. Auch die Paralyse wurde in dieser Beziehung ganz ignoriert, obwohl an der Klinik an der luischen Natur der Erkrankung schon damals nicht gezweifelt wurde. Man interessierte sich wohl für die Spontanverläufe, man behandelte eventuell symptomatisch durch Sedativa, diskutiert wurde Bett- und Bäderbehandlung, an eine Kausalbehandlung wurde bei dem, wie man glaubte, zwangsläufigen Verlauf der progressiven Paralyse und der endogenen Psychosen nicht ernsthaft geglaubt.

Eine Änderung in dem therapeutischen Interesse brachten zunächst die Fortschritte in der Pathologie der progressiven Paralyse durch die Ergebnisse der Lumbalpunktion, später durch die Entdeckung der WASSERMANNschen Reaktion. Seit etwa 1909 haben wir dann in der Psychiatrie eine Reihe von therapeutischen Hochkonjunkturen erlebt. Die erste, verhältnismäßig kurz dauernde, knüpfte an das mit starker Propaganda eingeführte, zunächst als Ehrlich-Hata 606 bekannte Salvarsan an. Die Erfahrung der unzweideutigen Beeinflussung frischer luischer Prozesse, das Negativwerden der WASSERMANNschen Reaktion, zugleich die Erfahrung, daß die Paralyse offenbar nicht, wie bisher angenommen, lediglich ein nachsyphilitischer, toxisch-degenerativer Prozeß sei, sondern einen fortdauernden aktiven entzündlichen Prozeß darstelle, weckte einen starken Optimismus, auch die Paralyse mit Salvarsan zu heilen. Tatsächlich kamen auch bald

Berichte von Paralyseheilungen von Nichtpsychiatern wie auch Psychiatern. Davon ist es dann verhältnismäßig schnell still geworden, weil sich zeigte, daß die Paralyse sich auch dem Salvarsan gegenüber ebenso refraktär verhielt wie gegenüber Quecksilber und Jod. Auch die wenigen Fachärzte, die mit besonders großen Dosen vor allem die Tabes zum Stillstand oder zur Heilung zu bringen glaubten, hatten kaum Nachfolger. Die starken Erwartungen, die vom Salvarsan für die Paralyseheilung zu Anfang gehegt wurden, hatten nicht allein an der propagandistischen Wirkung der Salvarsanerfolge bei den frischen luischen Erkrankungen gelegen, es hatte auch ein persönliches Moment hier mitgewirkt. EHRLICH hatte sein Mittel einem sehr tüchtigen, aber durch seinen therapeutischen Optimismus bekannten Anstaltsleiter zur Prüfung übergeben, der wohl unter dem eindrucksvollen Erleben der sonstigen Salvarsanerfolge Spontanremissionen für Heilerfolge ansprach und sich in seiner Begeisterung nicht die Zeit nahm, das Ende der Remission abzuwarten.

Ein knappes Dezennium später ist es wieder die Paralyse, die — diesmal ohne einen solchen Rückschlag — eine energische therapeutische Bewegung auslöste. Wie sehr auch hier wieder ein affektives Moment das ärztliche Urteil beeinflußte, sehen wir an der charakteristischen Kurve der Erfolgsstatistik der VON WAGNER'schen Malariabehandlung an den verschiedenen Kliniken. Während einzelne der ersten Publikationen in den Jahren 1920—1922 die Zahlen der Remissionen als zwischen 72 und 88% liegend, die der Vollremissionen auf 48% angaben und nur vereinzelt Zahlen mit nur 25% Vollremissionen sich fanden, gingen die Zahlen von Jahr zu Jahr zurück, bis im Beginn der 30er Jahre die Zahl auf etwa 25% Vollremissionen festgelegt werden konnte. Diese Änderung der statistischen Zahlen liegt zum geringsten Teil an den Änderungen im Krankenmaterial und dem Fehler der kleinen Zahl, sondern an der Tatsache, daß die durch den ersten therapeutischen Erfolg gehobene Stimmung die kritische Stellungnahme gegenüber den weiteren Beobachtungen abschwächte und Erfolge sehen ließ, die bei genauem Zusehen sich nicht als in diesem Umfang vorhanden erwiesen.

Ganz Ähnliches erlebten wir jetzt mit der Insulin- und Cardiazolbehandlung der Schizophrenie. Die Beurteilung ist hier schwieriger, weil die objektiven somatischen Kriterien der eingetretenen Heilung bzw. Besserung, die wir bei der progressiven Paralyse in der Liquorkontrolle haben, fehlen. Man las bei der Insulinbehandlung an der einen Stelle Höchstzahlen von 88% Voll- und mittleren Remissionen, an einer anderen nur 24 oder 19% und dazwischen alle Übergänge. Auch bei der Cardiazolbehandlung differierten die Angaben in ähnlichem Umfange, und in einzelnen Publikationen ging das Schlußergebnis sogar dahin, daß der Nutzen der aktiven heroischen Shock- und Krampfbehandlung überhaupt problematisch sei, da dieselben Besserungszahlen auch bei katamnestischen Untersuchungen unbehandelter Schizophrenien sich ergeben. Wenn wir zeitlich um ein paar Jahre vor diese heroischen Behandlungsmethoden zurückgehen, so stoßen wir auf die Dauerschlaf-, auf die Fieberbehandlung, die großen Aderlaßkuren bei Schizophrenen, die zum Teil mit ähnlichem Optimismus in die Therapie eingeführt wurden. Auch diese Methoden sind hier und dort bewährt befunden worden. Im ganzen scheint bei all diesen heroischen Prozeduren, in denen sich überhaupt ein therapeutischer Einfluß, wenn auch nur vorübergehend, geltend macht, ein einheitlicher Vorgang zugrunde zu liegen, den wir auch sonst gelegentlich spontan nach starken suicidal bedingten Blutverlusten, nach Strangulationsversuchen als Besserung oder Heilung bei depressiven Psychosen beobachteten und den wir im Anfang des vergangenen Jahrhunderts bei den auf der Drehrolle wirbelnden oder mit Eiswasser geduschten Kranken als wirksam geschildert hören, der schließlich auch bei akut-fiebernden Geisteskranken, bei Moribunden als überraschend einsetzende Bewußtseinsaufhellung zu beobachten ist — ein Zurücktreten wahnhafter Bewußtseinsvorgänge unter dem Einfluß starker, den körperlichen Haushalt akut umstimmender Ereignisse. Welcher Art dieser Vorgang ist, läßt sich noch nicht sagen. Daß diese Umstimmungsmöglichkeit besteht, kann aber als klinische Tatsache gelten. Freilich pflegte es sich zumeist um keine Dauerumstimmung zu handeln. Doch scheint es, daß die neuen Heroica nachhaltiger als die bisherigen Methoden wirken und eine dauernde Stelle in der Therapie der Psychosen behalten.

Die Beurteilung therapeutischer Erfolge ist in der Psychiatrie aus verschiedenen Gründen schwieriger als in der übrigen Medizin. Da ist zunächst der Punkt der Diagnose. Wenn der innere Kliniker über die Behandlung des Diabetes oder der perniziösen Anämie abhandelt, so hat er es nicht nötig, ausführlich zu erörtern, was er unter diesen Erkrankungen verstanden wissen will. Er kann eine weitgehende Übereinstimmung der Fachgenossen über die Frage der Diagnose voraussetzen. In der Psychiatrie liegt das nicht ganz so. Selbst die berufenen Fachvertreter sind sich über das, was noch Schizophrenie genannt werden soll, keineswegs einig. Der Rahmen wird hier enger, dort weiter gesteckt. Es ist verständlich, daß, wenn der eine Psychiater die akuten hyperkinetischen Katatonien nicht der Schizophrenie zurechnet, manches als Degenerationspsychose, als symptomatische, endokrin-basedowoide oder involutive paranoide Psychose herausnimmt, während ein anderer dies alles unter den Krankheitsbegriff der Schizophrenie subsummiert, daß dann bei therapeutischen Statistiken einheitliche Zahlen nicht erwartet werden können. Derjenige, der die genannten, zum

Teil zur Spontanheilung neigenden Erkrankungen ausscheidet, wird natürlich schlechtere Schizophrenieheilresultate haben als derjenige, der die von vornherein günstigen Verlaufstypen mit zur Schizophrenie rechnet. So erklären sich zum Teil die Differenzen in der Beurteilung der Shockbehandlungen. Der zweite Punkt, der Schwierigkeiten macht, ist die unzulängliche Kenntnis der natürlichen Krankheitsverläufe auch bei den Krankheitstypen, deren Zurechnung zur Schizophrenie ziemlich einheitlich ist. Die durchschnittlichen Zahlen der Spontanremissionen werden sehr verschieden angegeben. Es ist auch dem Einzelfall gegenüber, abgesehen von gewissen, im allgemeinen als günstig anzusprechenden Kriterien — plötzlicher Ausbruch der Psychose, Auftreten im Zusammenhang mit dem Puerperalvorgang und akuten Erkrankungen, Vorwiegen traumhafter orientierungsbeirrender Erscheinungen, ideenflüchtige hyperkinetische Einschläge im Symptombild — nicht mit Sicherheit vorauszusagen, ob es sich um einen günstigen Spontanverlauf handeln wird oder nicht. So gibt es keine ganz sichere Norm, die zugrunde gelegt werden kann, um zu sagen, hier ist eine sichere Wirkung der Medikation und hier eine Spontanheilung.

Ähnlich ist es mit den dem Manisch-depressiven zugehörigen Erkrankungen. Man weiß hier zwar mit fast absoluter Sicherheit, daß die Erkrankung abheilen wird und kann dies dem Kranken mit seltenen Ausnahmen, auf die ich hier nicht eingehen will, mit aller Bestimmtheit und gutem Gewissen versprechen. Man kann aber über den anderen wichtigen Punkt, über die Dauer der Erkrankung, keine bestimmten Aussagen machen. Jeder erfahrene Nervenarzt weiß, daß die Mehrzahl der Depressionen und der ihr zuzurechnenden, vielfach als Organneurosen betrachteten, larvierten Depressionen im allgemeinen nach einigen Monaten abzuheilen pflegt, daß viele noch kürzer dauern und den Patienten überhaupt nicht zum Arzt führen. Man hört von diesen ganz kurzen depressiven Phasen oft nur in der Anamnese der Patienten, wenn sie wegen länger dauernden und schwerer verlaufenden Erkrankungen in der Klinik aufgenommen werden. Man weiß aber auch, daß es Depressionen gibt, die sich Jahre hinziehen, bis sie endlich, ohne daß man irgendeine besondere Einwirkung feststellen kann, eines Tages abheilen. Diese Verlaufsweise ist natürlich in hohem Maße geeignet, Täuschungen über Heilerfolge Vorschub zu leisten, in dem der natürliche, zur Heilung tendierende Verlauf als Erfolg der eingeschlagenen Heilmethode gebucht wird. Es ist meines Erachtens bei diesen Erkrankungen für die endgültige Heilung ziemlich gleichgültig, ob man endokrine Präparate oder sonst etwas einspritzt, diätetisch oder psychotherapeutisch vorgeht, oder alles zusammen versucht, der Enderfolg ist die Heilung. Der Ruhm des Erfolgs blüht dem, der den Kranken zuletzt in die Hand bekommt und Zeuge der Abheilung ist. Es ist verständlich, daß der Patient und unter Umständen auch der weniger erfahrene Arzt, wenn er eine lang dauernde Depression während einer irgendwie gearteten Therapie abklingen sieht, die Heilung dem angewandten therapeutischen Verfahren zugute schreibt. Es soll damit nicht dem therapeutischen Nihilismus in der Behandlung des Manisch-depressiven das Wort geredet werden. Es bleiben wichtige somatische und psychische Aufgaben für den Arzt, den Zustand erträglich zu machen, der Suicidgefahr zu begegnen, die Körperkräfte auf den Höhe zu halten usw. Darüber darf man sich aber nicht täuschen, ein wirkliches Mittel, eine Phase der endogenen Depression zur Heilung zu bringen, haben wir bis heute noch nicht. Was wir an Heilungen sehen, ist zumeist der natürliche Ablauf eines uns unbekannten pathologischen Vorgangs. Daß Schlaf- und Fieberbehandlung wirklich abkürzend wirken, ist mir nach eigenen Erfahrungen zweifelhaft. Bei Shockbehandlung lauten neuerdings die Erfahrungen günstiger. Jedenfalls ist kein Grund, hier ganz zu resignieren. Es mag die Zeit kommen, wo es wirklich gelingen wird, den Schlüssel zur Beseitigung der eigenartigen zentralen Regulationsstörung zu finden, die den manisch-depressiven Phasen zugrunde zu liegen scheint. Gewisse Erfahrungen bei der Mesencephalitis, ebenso manche körperlichen Begleiterscheinungen der manisch-depressiven Zustände auf dem Gebiete des vegetativen Systems bieten dem therapeutischen Denken vielleicht gewisse Angriffspunkte.

Die an sich erfreuliche therapeutische Aktivität der heutigen Zeit wird enttäuschende Rückschläge dann vermeiden lassen, wenn sie sich mit einer sauberen Diagnostik, einem genauen Studium der natürlichen Verlaufsverhältnisse der Erkrankungen, der in der Therapie offenbar besonders schwierigen Fähigkeit abzuwarten und einer ausreichenden Selbstkritik verbindet, um in der wissenschaftlichen Bearbeitung der therapeutischen Feststellungen nicht den Heilsuggestionen, die man dem Kranken gibt, selbst zu unterliegen. Als ein vorbildliches Beispiel therapeutischen Arbeitens steht das Lebenswerk WAGNERS VON JAUREGG vor uns, den eine glückliche Mischung von therapeutischem Optimismus mit kritischem Urteil und eine systematische, ein volles Menschenalter umfassende Arbeitsausdauer den Weg zur Paralyseheilung führte.

Das Kapitel der Angehörigen.

Aus meiner Assistentenzeit, als wir zweimal wöchentlich Angehörigensprechstunde abzuhalten hatten, klingt mir noch manchmal das damals oft von Kollegen gehörte Wort nach: „Mit den Kranken ist schon fertig zu werden, aber die Angehörigen . . .!“ Tatsächlich ist es für den Arzt, der viel zu tun hat, oft eine starke Geduldsprobe, wenn er, nachdem er mit seinen Untersuchungen und seinen Anordnungen fertig zu sein glaubt, dann von jedem der Angehörigen, womöglich einzeln, weil der eine dem anderen aus Schonung nicht alles mitgeteilt wissen will oder weil er glaubt, daß er noch etwas Besonderes zur Sache mitzuteilen hat, um Auskunft über den Krankheitsfall gebeten wird. Die älteren Konsiliarien in den größeren Städten des Ostens: Königsberg, Breslau und auch in Berlin erinnern sich der Zeiten, wenn ihnen Patienten gemeldet wurden, die mit 4 oder noch mehr Angehörigen ankamen. Man konnte dann ziemlich sicher sein, daß es sich um einen polnisch-jüdischen Patienten handelte, den seine Verwandtschaft begleitete. Nicht immer wurde der Kranke von vornherein dem Arzt als solcher präsentiert, offenbar in Erinnerung an den im Orient noch heute üblichen Brauch, nach dem es Sache des Scharfsinns des Arztes ist, den Kranken innerhalb der Familie selbst ausfindig zu machen. Es bedeutete einen Fehler und eine Minderung der Autorität, wenn der Arzt die Feststellung des Kranken nicht stillschweigend selbst machte, sondern sich erkundigte, wer von den vielen der Patient sei. Die Verwandtschaft legte dann Wert darauf, bei der Untersuchung dabei zu sein und registrierte mit Sorgfalt den Untersuchungsgang und die Anordnungen des Arztes, um sie dann nachher mit dem Arzte, unter Beziehung auf die vorher konsultierten Ärzte, unmittelbar zu diskutieren oder um hinterher im Familienrat die Auswahl unter den gegebenen Anordnungen zu treffen. Diese erfolgte dann meist nach dem Mehrheitsprinzip, insofern beschlossen wurde, die Anordnungen zu befolgen, die von mehreren der gehörten Ärzte übereinstimmend gegeben worden waren. Bei der Erhebung der Anamnese, die übrigens, was die Krankheitsentwicklung anlangt, meist mit guter Beobachtung ohne viel eigene Deutung gegeben zu werden pflegte, wurden Angaben über die zuvor konsultierten Ärzte und ihre Meinungsäußerungen sorgfältig vermieden. Man wollte zunächst dem Arzt den Glauben, daß er die einzige Autorität sei, die man zu befragen wünschte, lassen, andererseits fürchtete man, die Objektivität seiner Untersuchung zu beeinflussen, wenn er das Urteil anderer Ärzte vorher erführe. Nicht immer macht sich für den Arzt das Bewußtsein, daß er es nicht nur mit seinem Patienten zu tun hat, sondern daß er mit ihm zugleich eine Familiengemeinschaft zu behandeln, zumindest mit zu berücksichtigen hat, in so naiv-grotesker Weise bemerkbar. Aber es hat auch sein Gutes, über diese zweite weniger beachtete ärztliche Aufgabe, die hier in Erscheinung tritt, einmal in so eindringlicher Weise belehrt zu werden. Das Kapitel der Angehörigen wird in heutiger Zeit leichter vergessen, wo der Beruf des Familien- und Hausarztes im Absterben ist und dem Kassenarzt oft die Zeit fehlt, sich mit der Umwelt seines Patienten zu befassen. Die Überlegenheit des Hausarztes vor dem Spezialarzt, der auf einer oder zwei konsultativen Untersuchungen sein Urteil aufzubauen hat, liegt ja gerade darin, daß er den Patienten inmitten seiner häuslichen Umwelt, seiner nächsten Angehörigen kennenlernt, und so ganz von selbst das, was von familiären Eigenheiten in die Krankheit bzw. in die individuelle Krankheitsreaktion seines Patienten eingeht, richtig einzuschätzen und vom eigentlichen Krankheitskern zu trennen befähigt ist. Er ist dadurch besser in der Lage, sein therapeutisches Handeln entsprechend zu gestalten. Es sind das Dinge, die bei der Behandlung von Masern, eines Typhus oder anderer akuten Infektionen vielleicht eine untergeordnete Rolle spielen; sie sind aber auch hier keineswegs ganz belanglos, denn es gibt keine bei erhaltenem Bewußtsein ablaufende Erkrankung, bei der das individuell psychisch Reaktive ganz unbeteiligt bleibt. Oft schon während der akuten Erkrankung und in der Rekonvaleszenz, sicher aber bei länger dauernden Krankheiten machen sich solche individuellen — mitunter familienmäßig festgelegten — Reaktionen bemerkbar. Jeder Arzt kennt solche Familien mit bestimmten, häufig fast weltanschaulich verankerten, hygienischen und ernährungsphysiologischen Ansichten über natürliche „giftfreie" Heilmethoden, über Rohkosternährung, über vegetarische, alkohol- und nicotinfreie Lebensweise mit all den vielen Nuancen, die es hier gibt. Bei der Wichtigkeit, die dem Komplex des gesundheitsgemäßen Lebens in dem Bewußtsein gerade solcher Familien zukommt, ist es begreiflich, daß im Krankheitsfall und bei der Notwendigkeit einer Zuziehung eines Arztes die Familienmeinung nicht zu schweigen pflegt. Es wird dann von den Angehörigen auf eigene Beobachtungen über Schädlichkeit und Bedenklichkeit beabsichtigter Maßnahmen hingewiesen, darauf aufmerksam gemacht, wie nach der Mitteilung dieses oder jenes Familienglieds oder eines Bekannten in einem vermeintlich ähnlich gelagerten Fall sich der Zustand nach der Anwendung des beabsichtigten Mittels schlechter gestaltet hat, wie in der Familie dies und jenes in der Ernährung überhaupt nicht vertragen wird, daß man gegen die Gifte, die in den Medikamenten enthalten seien, besonders empfindlich sei. Tatsächlich sieht man in solchen Familien nicht selten durch früh einsetzende Suggestion, meist seitens der Mutter, allerhand Habitualstörungen sich entwickeln. Die ganze Familie braucht regelmäßig Abführmittel, der weibliche Teil der Familie muß während der Menstrualzeit im Bett liegen, gewisse Gerichte werden grundsätzlich vermieden, weil sie bei allen Familiengliedern Kopfschmerzen oder andere Störungen hervorrufen. Wird durch irgendeine äußere Nötigung eine Abweichung von dem, was in der Familie als „gesund" befunden wird, notwendig, so entsteht eine Beunruhigung über diese Durchbrechung der Gewohnheit. Der Arzt hat gegen das hier immer vorhandene latente Mißtrauen oft einen schweren Stand, und er läuft stets Gefahr, für jede ungünstige Verlaufsänderung verantwortlich gemacht zu werden.

Eine dem Neurologen bekannte Illustration für dieses Verhalten gibt die Lumbalpunktion. Der Eingriff ist einfach und durch viele Tausende von Erfahrungen bei sachgemäßer Anwendung als harmlos erwiesen, aber die Stelle des Einstichs ist dem Laien ungewohnt und unheimlich, da er das Rückenmark in die ganze Länge der Wirbelsäule zu verlegen pflegt. Da die Lumbalpunktion bei einer großen Anzahl von Erkrankungen des Zentralnervensystems zur Klärung der Diagnose und zur Einleitung einer sachgemäßen Behandlung entscheidend und deshalb unentbehrlich ist, muß der Arzt vielfach auf ihre Durchführung dringen, zumal es sich meist um recht ernsthafte Erkrankungen handelt, die ohne die erforderliche Klärung zu einem schlechten Ende führen. Es bedarf erfahrungsgemäß oft langer Überredung, bis die Genehmigung erteilt wird. Handelt es sich nun um einen Krankheitsprozeß von ungünstigem Verlauf oder tritt nach dem Eingriff eine in der Natur der Erkrankung gelegene Verschlimmerung ein, so hört man von den Angehörigen, obwohl eine Verletzung des Rückenmarks bei dem Einstich überhaupt nicht möglich ist, nicht selten den Vorwurf, es sei der Einstich in das Rückenmark gewesen, der die Verschlechterung des Zustandes verursacht habe. Es ist dies nur eines von vielen Beispielen für die Neigung der Familie zu solch kurzschlüssigem Aburteilen über ärztliche Maßnahmen. Es ist bemerkenswert, daß diese Stellungnahme sich in besonderer Häufigkeit in den sogenannten höheren Kreisen findet. Bei dem einfach beobachtenden Mann der Handarbeit wie bei dem im wissenschaftlichen Denken Geschulten findet es sich seltener. Beide sind gewohnt, sich auf einem ihnen nicht ausreichend bekannten Gebiete des Urteils zu enthalten.

Für den Arzt ist es von Wichtigkeit, solche Einstellungen zu kennen. Er muß sich darüber klar sein, daß er, wenn er mit seinen therapeutischen Maßnahmen sich mit den Heilanschauungen seiner Patienten und deren Angehörigen in Widerspruch befindet, neben der Krankenbehandlung noch die Aufgabe hat, diese Widerstände mit zu behandeln.

Beim Nervenarzt hat das Kapitel der Angehörigen aus verschiedenen Gründen noch eine besondere Bedeutung. Man muß sich zunächst vergegenwärtigen, daß es sich hier sehr häufig um recht ernsthafte Sorgen handelt, durch die die Angehörigen mit ihrem Patienten zum Nervenarzt geführt werden. Der Typ snobistischer Gesellschaftsdamen, für die der Nervenarzt eine interessante modische, halb spielerische Angelegenheit ist, wie er etwa von AXEL MUNTHE in seiner Pariser Klientel geschildert ist, bildet durchaus eine Ausnahme in der Sprechstunde und ist meist auch an einen bestimmten Ärztetypus gebunden. Bei den wirklich ernsthaften Fällen ist die Mitwirkung der Angehörigen des Patienten fast unentbehrlich. Man denke an die Wichtigkeit, die der Lebensgeschichte des Patienten und der Vorgeschichte der Erkrankung für die Diagnose der Psychopathien und der Psychosen zukommt. Hier ist es doch vielfach so, daß eine Darstellung der Entwicklung des Patienten überhaupt nur von den Angehörigen in zureichender Weise zu bekommen ist, zumal wenn der Kranke keine oder durch Wahnvorgänge beeinflußte Berichte geben kann. Es ist deshalb wichtig, das Vertrauen der Angehörigen zu haben, um so mehr als der Arzt oft bei der Erhebung der Anamnese neben der körperlichen Entwicklung auch auf Dinge zu sprechen kommen muß, über die von den Angehörigen gerne ein Schleier gebreitet wird, auf Familieninterna, auf soziale Entgleisungen, kurz auf Dinge, die man nur einem des Vertrauens würdig befundenen Arzte mitzuteilen sich entschließt. Es ist verständlich, daß dieses Maß von Vertrauen von den Angehörigen dem Arzt nicht immer von vornherein entgegengebracht wird. Es bedarf von seiten des Arztes eines besonderen Taktgefühls, und er muß auch ein Gefühl dafür haben, daß es nicht immer nötig ist, alle Interna durch die Nötigung zur Aussprache zu vergröbern. Der erfahrene Arzt merkt auch ohnedies bald, um was es geht. Man muß auch Verständnis dafür haben, daß bei den schwerwiegenden Fragen, um die es sich praktisch oft handelt, die der sozialen und beruflichen Existenz, der persönlichen Freiheit, es den Angehörigen oft schwer wird, sachlich zu bleiben und der Situation klar ins Auge zu sehen. Sie möchten z. B., das sieht man immer wieder, den Gedanken, daß eine psychische Erkrankung vorliegt, was ja doch im Publikum immer noch etwas Despektierliches hat, beim Arzt und auch bei sich selbst nicht aufkommen lassen. Das führt dazu, daß man oft einer Neigung begegnet, die Krankheitserscheinungen zu bagatellisieren und sie als natürliche psychologische Folgeerscheinungen irgendwelcher Erlebnisse darzustellen. Heute kommt noch als weiteres die Furcht hinzu, durch die Angaben den Patienten als erbkrank zu belasten und damit auch noch die Familie zu diskreditieren und die Kinder im Fortkommen zu beschweren. Es begegnet dem Arzt leider oft, daß früher unbefangen gemachte Angaben über Erkrankungen in der Familie bei neuen Berichten als irrtümlich angegeben zurückgezogen werden oder als falsche Niederschrift des protokollierenden Arztes zu beseitigen versucht werden. Es kommt allerdings gelegentlich auch vor, daß Angaben, die früher leichthin ohne ausreichende Unterlagen über Erkrankungen in der Familie gemacht wurden, tatsächlich revisionsbedürftig sind.

Solche aus einer oft falsch verstandenen verwandtschaftlichen Fürsorglichkeit erwachsenen beschönigenden Krankheitsdarstellungen sind sehr viel häufiger als das Gegenteil, daß übertriebene oder gar erfundene Berichte erstattet werden, um die Aufnahme eines Angehörigen in einer Anstalt zu erreichen. Die verbreitete und in der Öffentlichkeit immer wieder einmal auftauchende Auffassung, daß mißliebige Familienmitglieder von den Angehörigen auf Grund falscher Berichte oder gar im Einverständnis mit den Ärzten in Anstalten verbracht werden, um sie zu beseitigen oder um sich durch die Entmündigung in den Besitz ihres Vermögens zu bringen, und daß die Ärzte sie aus Gewinnsucht wirklich zurückhalten, existiert im wesentlichen nur in der Phantasie des Publikums. Die Berichte ungeheilter, ohne Krankheitseinsicht entlassener Kranker geben dieser Auffassung immer wieder Nahrung. Es kommt wohl vor, daß vor allem bei Psychopathen durch deren soziales Verhalten der Familie Schwierigkeiten erwachsen sind, von den häufig gleichfalls psychopathischen Angehörigen die Asozialität des Patienten in krasseren und übertriebenen Farben geschildert wird, als es der Wirklichkeit entspricht. Dabei handelt es sich meist nicht um beabsichtigte Falschdarstellungen, um die Internierung zu erreichen, sondern um das Ergebnis einer affektiven Einstellung, die sich bei den Angehörigen allmählich durch das andauernde Spannungsverhältnis mit dem Hausgenossen entwickelt hat. Besonders die Berichte der Ehefrau über den Alkoholismus ihrer Männer zeigen häufig animose Übertreibungen, die es schwer machen, zwischen der beschönigenden Darstellung des Trinkers und der erbitterten Frau die mittlere Linie zu finden. Auch in anderer Beziehung sieht man die affektive Spannung der Angehörigen sich auswirken. So ist die Angst gelegentlich eine Quelle für Falschdarstellungen seitens der Angehörigen. Irgendeine Krankheitserfahrung in dem Verwandten- oder Bekanntenkreis läßt in den Eltern, die Ähnliches an ihrem Kinde beobachtet zu haben glauben, Befürchtungen wach werden und führt zu angstgefärbten Mißdeutungen. So ist es nicht selten, daß ängstliche Mütter kleine Kinder mit der Angabe bringen, daß sie befürchten, daß das Kind der Masturbation verfallen sei. Tatsächlich erweist sich dann bei objektiver Klinikbeobachtung erstaunlich häufig, daß hier die mütterliche Angst harmlose Dinge mißdeuten und die Beobachtung fälschen ließ. Auch die Erinnerung an selbst erlebte depressive Erkrankungen sehen wir gelegentlich zum Anlaß werden, einen Angehörigen dem Arzte zuzuführen und in bewußter ängstlicher Übertreibung Beobachtungen zu berichten, die tatsächlich bedeutungslos sind.

Mitunter führt die Mischung von Affekt und Eigennutz zu unerfreulichen Bildern im Umkreis der Verwandtschaft eines Kranken. Es kommt dann dazu, daß sich innerhalb der Familie Parteien bilden, von denen die eine der Meinung ist, daß der Patient von der anderen zu Unrecht und aus unlauterer Absicht in die Anstalt gebracht sei, um sich in den Besitz des Vermögens zu setzen. Es ist nichts Ungewöhnliches, daß der Nervenarzt zum Schutz der einen Partei vor der anderen um ein schriftliches Gutachten darüber gebeten wird, daß die Internierung tatsächlich eine Notwendigkeit war. Psychopathisches Mißtrauen und Neid wirkt sich in solchen Familien oft besonders demoralisierend aus. Je begüterter der zu beerbende Kranke ist, um so häufiger sieht man diese Familienkonflikte im Umkreis des Kranken. Sie können für den Arzt oft recht zeitraubend und lästig werden, wenn sich dann noch ein betriebsamer Rechtsvertreter einmischt, dessen rabulistisch zusammengetragenes Beweismaterial für die widerrechtliche Internierung widerlegt werden muß. Handelt es sich dazu noch um einen äußerlich geordneten paranoischen Kranken, der mit einer dem Laien plausiblen Beweisführung gegen seine Krankerklärung kämpft, so kann es sich ergeben, daß eine ganze Gruppe sich um den Kranken und seinen Familienanhang schart und ein größerer Kreis von Induzierten sich dem ärztlichen Votum entgegenstellt. Es werden dann zur Erschwerung der Situation oft auch noch einige Gesundheitsatteste von Ärzten vorgelegt, die ohne zureichende Sachkenntnis durch den äußeren Aspekt des Patienten und die erhaltene äußere Ordnung des Gedankenablaufs zu einer Gesundheitserklärung sich verleiten ließen, ohne sich daran zu erinnern, daß es immer verdächtig ist, wenn jemand ein Geistesgesundheitsattest haben will, da ja der Geistesgesunde einer formalen Bestätigung seiner psychischen Gesundheit im allgemeinen im Leben nicht zu bedürfen pflegt. Das ältere psychiatrische Schrifttum enthält eine große Anzahl von Gutachtenpublikationen, die sich mit solchen, um paranoische Kranke entbrannten Kämpfen befassen. Heute sind, wie es scheint, solche Kämpfe seltener geworden, vielleicht weil die Anstaltsärzte mit der Entlassung ungeheilter Kranker weniger ängstlich sind als früher, da es sich herausgestellt hat, daß in viel mehr Fällen von psychischer Erkrankung das Leben in der Gemeinschaft möglich ist, als man früher gedacht hat, vielleicht auch weil die Differenzierung zwischen Psychose und Psychopathie schärfer geworden ist. Die ältere Generation hatte wohl mehr als die heutige, und vielleicht mehr als es im Fachinteresse lag, die Verpflichtung gefühlt, die Interessen der Öffentlichkeit und der Angehörigen gegenüber unbequemen Psychopathen wahrzunehmen.

Zum Schluß sei noch darauf hingewiesen, daß es bei der Häufigkeit der Erbkrankheiten in der Psychiatrie nicht nur aus erbbiologischen Gründen notwendig, sondern auch aus klinisch-diagnostischen Gründen aufschlußreich ist, sich mit dem Verwandtenumkreis eines Kranken bekanntzumachen. Die eigene Anschauung der blutsverwandten Angehörigen kann unter Umständen unmittelbar diagnostischen Wert haben. Die äußere Haltung, die Art der Berichterstattung, das affektive Verhalten der Eltern kann diagnostische Anhaltspunkte geben. So wird z. B. bei einem diagnostischen Zweifel, ob Schizophrenie oder manisch-depressive Erkrankung in Frage kommt, eine freie, unbefangene, einsichtig und warmherzig gegebene Darstellung der Vorgeschichte des Kranken seitens der Eltern den Verdacht einer Schizophrenie abschwächen und eher an etwas Manisch-Depressives denken lassen, während eine gespreizte umständliche, mißtrauisch-steife Haltung bei der Berichterstattung den Schizophrenieverdacht verstärken wird. Es ist nicht selten, daß dem Nervenarzt undurchsichtige Züge in der psychischen Struktur seines Patienten und charakterologische Eigenarten — man denke an die Psychopathien und vor allem die psychopathischen Kinder — erst verständlich werden, wenn man die Eltern kennenlernt. Jeder Psychiater weiß, daß für die Frage der häuslichen Behandlung der Psychpathien die Kenntnis der häuslichen Umwelt fast unentbehrlich ist, wenn man nicht Gefahr laufen will, Falsches anzuordnen. Man kann wohl sagen, daß zu der Trias, die nach HIPPOKRATES das Wesen der Heilkunst ausmacht, „die Krankheit, der Kranke und der Arzt“ mit einigem Recht — zum mindesten für den Nervenarzt — als ein Dritter dem Verwandtenkreise hinzuzufügen wäre.

Der Arzt muß Verständnis dafür besitzen, daß es nicht jeden Temperaments Sache ist, die Selbstliebe an dem erkrankten Angehörigen in rückhaltloser passiver Unterordnung unter das ärztliche Votum hinzugeben. Die Last, die dem Arzt gelegentlich durch Unverständnis, Besserwissen und Mißtrauen der Angehörigen erwächst, ist in letzter Linie geringer als der Gewinn, den er von dem Eingehen auf ihre Interessen und Sorgen hat. Er wird durch diese Erweiterung seines Pflichtenkreises über das Handwerkliche in den Bereich des allgemein Menschlichen seines Berufs hineingeführt.